JN055069

永寿総合病院看護部が書いた

新型コロナウイルス感染症
アウトブレイクの記録

髙野ひろみ 永寿総合病院 看護部副看護部長、認定看護管理者

武田聡子 永寿総合病院 看護部副看護部長

松尾晴美 永寿総合病院 看護部科長、皮膚・排泄ケア認定看護師

漫画・イラスト　ふるやまなつみ

医学書院

永寿総合病院看護部が書いた
新型コロナウイルス感染症アウトブレイクの記録

発　行　2021年4月1日　第1版第1刷©
　　　　2021年5月1日　第1版第2刷
著　者　髙野ひろみ・武田聡子・松尾晴美
発行者　株式会社　医学書院
　　　　代表取締役　金原　俊
　　　　〒113-8719　東京都文京区本郷 1-28-23
　　　　電話　03-3817-5600(社内案内)
印刷・製本　アイワード

ISBN978-4-260-04631-2

はじめに

　2020年3月、永寿総合病院で発生した新型コロナウイルスの大規模な感染拡大（アウトブレイク）により、最終的に患者様、病院職員の200名以上が感染し、43名の患者様がお亡くなりになりました。お亡くなりになった患者様のご冥福を心よりお祈り申し上げます。

　院内感染が判明してから、当院を取り巻く環境は一変しました。今まで当たり前に行っていた業務が、この日を境に大きく変化しました。このような経験は、誰にとっても初めての出来事でした。

　しかも、相手は新型コロナウイルスという未知のウイルスです。感染制御部を中心に、とにかく感染を広げない、そして自分もうつらないよう、手探りのまま対応するしかありませんでした。先が見えず、本当に収束を迎える日がくるのだろうかと途方に暮れたこともあります。結局、アウトブレイクが収束し、外来診療を再開するまでには、2か月以上を要しました。

　その後も、他の病院や施設で新型コロナウイルス感染症のクラスター発生に関するニュースを何度も耳にしました。そのたびに、今まさに感染症と闘っている医療従事者たちの苦労や大変さが身にしみて感じられ、つらくなりました。

　ようやくワクチン接種が開始されたものの、新型コロナウイルス感染症との闘いはまだ続いています。今、私たちにできることは、あの約2か月間、当院の職員たちがどのような感染対策を講じ、アウトブレイクを乗り越えたてきたのかを伝えることだと考えています。

　本書は、アウトブレイクから感染収束までを看護科長の視点からまとめた記録です。私たちが取った対策が正解だったのか、もっとよい方法があったのか、わからないままのことも含まれています。現在は明らかになっていても、当時わからなかったこともたくさんありました。

　読者の皆様が、ご自身の病院や施設で院内感染を起こさないために、そして不幸にも起きてしまった時に、私たちの失敗を含めた経験を少しでも役に立てていただければ幸いです。

2021年2月

武田聡子

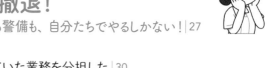

ブックデザイン │ 遠藤陽一（デザインワークショップジン）

Chapter

1

何が起こっているの?

始まりは「あれ? おかしい」

2020年2月、日本でも新型コロナウイルス感染症の患者が
増えつつありました。
永寿総合病院でも病棟を限定して陽性患者を受け入れていましたが、
患者さんは問題なく回復し、次々に退院していきました。
そんな中、「異変」が起こり始めたのです。
「あれ? おかしい」と、多くの看護師たちが感じていました。

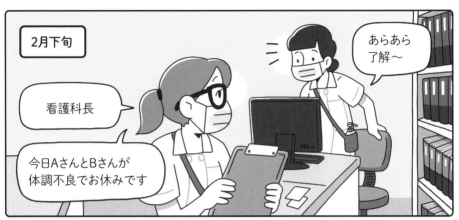

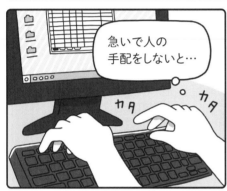

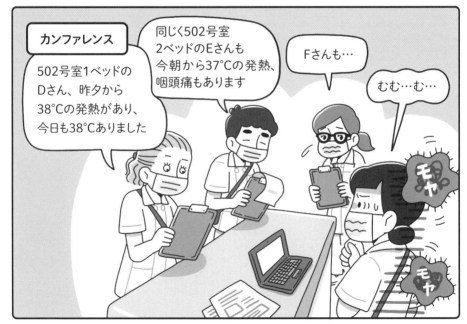

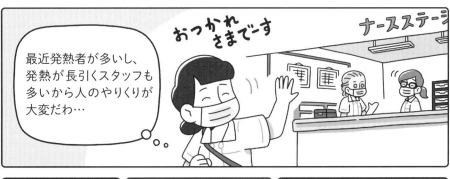

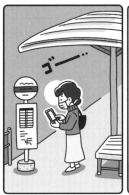

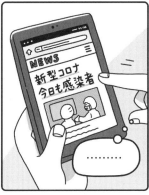

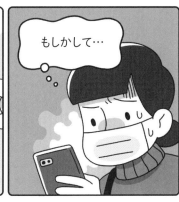

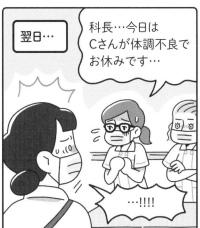

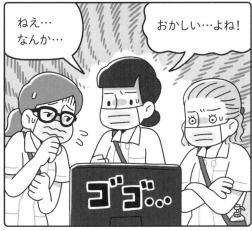

この時、「何かおかしい」をもっと強く、繰り返し訴え続けていたら何か変わっていたのかなと今でも思います。それにしても看護師の勘（第六感）ってすごいです。「何かおかしい」と気づくことの大切さを改めて感じました。

患者、スタッフに発熱者が増え始めた！

最初はインフルエンザの流行が疑われた

　永寿総合病院では新型コロナ陽性患者受け入れに伴い、呼吸器内科病棟への新規入院を停止していました。そのため呼吸器内科の患者さんの入院は、その他の病棟で受け入れていました。

　他病棟は稼働率が85〜90％、3月末の退職予定者が有休消化をしていたためマンパワーも不足しており多忙な状況でした。そんな中、2月の下旬から、患者・スタッフともに発熱者が増え始めたため、感染制御部に報告していました。この頃は通年のインフルエンザの流行が疑われていました。

最初に発熱した看護スタッフA
発熱、咽頭痛、倦怠感がありました。扁桃腺炎の症状だと思っていましたが、解熱後も続く今まで感じたことのない倦怠感がありました。解熱後2日経過したものの、出勤しても大丈夫なのかと不安でした。

3月下旬から発熱した看護スタッフF
高熱が出たためインフルエンザが疑われ、タミフル®を処方してもらいました。でもなかなか解熱しませんでした。新型コロナウイルス感染症を疑い保健所に相談しましたが、PCR検査の対象にはならないと言われました。結局解熱するまで1週間かかり、インフルエンザではないと感じていました。

「あれ？ おかしいな」とスタッフは感じていた

　現場のスタッフは「いつもと違う」「何かおかしい」「はっきりしたことは言えないけれど、何かが起こっている」と感じていました。院内の感染制御部へは報告していましたが、経過をみるしかない状況でした。国内でも新型コロナウイルス感染症（COVID-19)の流行が問題になってきており、院内にも陽性患者さんが入院していたため、新型コロナウイルス感染症が広がっているのではないかという不安がスタッフの間に高まってきました。

新型コロナウイルス感染症の院内感染が明らかになった

徐々に発熱者が増加、保健所に報告した

下の図は、院内感染が明らかになる直前の1つの病棟内の状況です。

3月17日

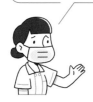

早期発熱者（Sさん）は、脳梗塞のため入院中でしたが誤嚥を繰り返していたことから、誤嚥性肺炎と診断されていました。

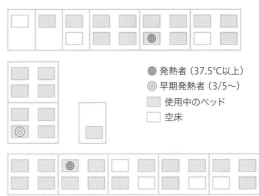

◎ 発熱者（37.5℃以上）
◉ 早期発熱者（3/5〜）
▨ 使用中のベッド
☐ 空床

3月19日

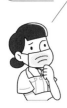

19日になると発熱者は明らかに増えました。そのため保健所に集団感染の可能性を報告しました。

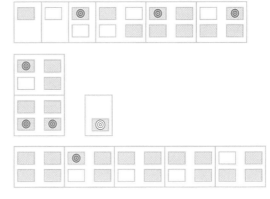

PCR検査の結果、
院内感染は予想以上に広がっていた

　PCR検査の結果、発熱をしていなかった患者さんにも陽性反応が出ました。おそらくこの数日で、広範に感染が広がっていたことがわかりました。

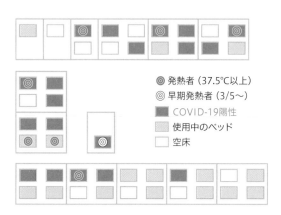

◎ 発熱者（37.5℃以上）
◎ 早期発熱者（3/5〜）
■ COVID-19陽性
■ 使用中のベッド
□ 空床

その後も患者さん、スタッフの検査結果が出るたびに、予想外に感染が広がっていることがわかりました。

PCR検査が行われるまで、看護スタッフたちは感染制御部に報告しているのになぜいつまでも経過観察なの？と不安を感じていました。
でもこの時、最ももどかしい思いをしていたのは感染制御部のスタッフだったかもしれません。当時は検査対象が限定されていたため、すぐに検査が受けられる状況ではなかったのですから…。

こんな
ことが
起こった！

スタッフへの感染も徐々に増えていった！

☺ 新型コロナウイルス感染症への危険予測が されていなかった

　冬季に入ると毎年、インフルエンザなどの感染症対策としてサージカルマスクの着用が義務付けられていました。そのためスタッフは全員、ユニフォーム（白衣）＋サージカルマスクが標準装備で、その他必要時に長袖ガウンや手袋などのPPE（個人用防護具）を使用していました。

　2月下旬から次々と高熱を出した看護スタッフたちも特別な環境にいたわけではなく、通常の病棟業務にあたっていました。

　当時は新型コロナウイルスの陽性患者が紛れているかもしれないという危険予測が全くできていませんでした。最初に発熱した患者のSさんは誤嚥性肺炎、次に発熱したTさんは間質性肺炎の再燃と診断されていたため、新型コロナウイルスによる肺炎を疑うこともありませんでした。

通常はユニフォームとサージカルマスクで患者さんのケアを行っていました。

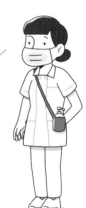

患者さんに接触する病院職員全員が、常に未知のウイルスに備えてスタンダードプリコーション、接触予防策を徹底することが重要であると感じました。

🌀 1つの病棟で看護スタッフが次々と発熱した

　看護記録を追ってみると、発熱した看護師は全員、最初に発熱したSさんのケアに関わっていました。下の表は、Sさんが入院していた病棟（5階西病棟）で2月下旬から3月20日頃までに発熱や体調不良で欠勤した看護スタッフの一覧です。

▼3月20日頃までに発熱や体調不良で欠勤した看護スタッフ

	症状	転帰	PCR検査
A	発熱、咽頭痛、倦怠感	解熱後も倦怠感が強かった	不明（1か月後の検査では陰性）
B	発熱、腰痛、関節痛	インフルエンザ検査陰性、ロキソニン®内服で解熱	不明（1か月後の検査では陰性）
C	発熱のみ	ロキソニン®内服で改善	不明（1か月後の検査では陰性）
D	発熱、腹痛、下痢、嘔吐	急性胃腸炎と診断	陽性
E	高熱、激しい頭痛	タミフル®、ロキソニン®を内服したが4日間解熱せず。解熱後も頭痛が持続。	陽性
F	発熱のみ	タミフル®を内服したが1週間解熱せず	不明（1か月後の検査では陰性）
G	微熱、強い倦怠感	特に内服などせず自宅療養	陰性
H	発熱のみ	ロキソニン®を内服しながら勤務	陽性
I	発熱のみ	ロキソニン®を内服しながら勤務	陽性
J	発熱のみ	ロキソニン®を内服しながら勤務	陽性

　発熱した看護師のうちPCR検査陽性者はD、E、H、I、Jでした。A、B、Cは発熱後1か月経過してからPCR検査を受けているため、すでに陰性化していた可能性もあります。

スタッフ全員の検査が施行された

　当時、新型コロナウイルス感染症の検査体制は十分には整っておらず、保健所の判断でPCR検査実施の有無を決められていました。いくら院内で発熱者が増加し「おかしい」と思っていても、医師の臨床診断だけでは検査は受けられない状況だったのです。

　発熱者が増え始めて数週間後の3月21日から、ようやく保健所の指導によりPCR検査が施行され、陽性者が判明していきました。

　その後、患者さん109名、病院職員（看護師、医師、ヘルパーなどを含む）83名の感染が判明しました（5月9日時点）。

　これは院内感染が明らかになった時の1病棟の報告であり、発生の起点については現在も調査中です。

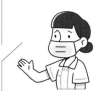

> あの時は、何かおかしい、ただごとではないとは思っていました。今まで通りの対策で本当にいいのかとも感じていました。でもこんなに大変なことになるとは思っていませんでした…。当時の私たちには、どうすることもできなかったのです。

感染管理に関連する用語を整理しておこう

　ゾーニング、コホーティングなど感染管理の領域でよく使われる言葉には、混乱しやすいものがあります。本書で扱う用語の意味を整理しておきます。

【コホーティング】	入院患者を感染者・濃厚接触者・それ以外の患者の病室に分けること。当該患者を隔離し、その場所で感染対策を完結させることが目的。
【ゾーニング】	病院内を区分けして、患者・職員の行動区域を定め、感染を伝播させないようにすること。
【清潔区域】 (グリーンゾーン)	病原体によって汚染がされていない区域。PPEの装着が不要。ナースステーションは通常清潔区域とすることが望ましい。
【汚染区域】 (レッドゾーン)	病原体によって汚染されている区域。陽性、または陽性が疑われる有症者がいるためPPEの装着が必要。
【準清潔区域】 (イエローゾーン)	陽性者との直接接触はないが、PPE着脱にも利用するため、間接接触の可能性がある区域。
【標準予防策】 (スタンダードプリコーション)	米国疾病予防管理センター（CDC）が提唱する感染予防策。感染症の有無にかかわらず、すべての患者を対象に、血液の他、汗以外のすべての体液、分泌物、排泄物、傷のある皮膚、粘膜などが感染原因になりうると考えて対応すること。手指衛生、PPEの使用、呼吸器衛生（咳エチケット）の他、周辺環境の整備やリネン類の取り扱い、患者に使用した器材・器具・機器の取り扱い、安全な注射手技などを含む。

勤務調整

突然の出勤停止、
病棟閉鎖をどう乗り越える?

3月下旬から、次々と職員や患者さんのPCR検査陽性が判明しました。
突然の病棟閉鎖、職員の出勤停止。
それは今まで誰も経験したことのない事態でした。
それでも患者さんの治療やケアは継続しなければなりません。
勤務調整や業務の圧縮をしながらいかにこの時期を乗り越えるか、
院内の誰もが無我夢中でした。

3月下旬から、患者さんや看護スタッフに感染者が確認されると、その病棟の看護師たち全員が14日間出勤停止になりました。

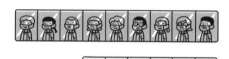

最初に出勤停止となったのは、5階の西病棟の看護師たちでした。通称「5西病棟」と呼ばれる内科系の病棟です。

ええー
私元気なのに
休まないと
ダメですか?

私もですか…

5西看護科長

東病棟			西病棟	
8F	呼吸器内科	8F	血液内科	
7F	消化器外科	7F	消化器内科	
6F	脳外科	6F	整形外科	
5F	内科	5F	内科	透析室
4F	手術室	HCU	4F	産婦人科	
3F	リハビリ科	医局・看護部・多目的ホール		

その4日後に、今度は5階の東病棟(5東病棟)の看護師が出勤停止となりました。

ズーン

私もですよね…!

5東看護科長

5西のスタッフもまだ戻ってきていないのに!?

ヒィ〜

東病棟			西病棟	
8F	呼吸器内科	8F	血液内科	
7F	消化器外科	7F	消化器内科	
6F	脳外科	6F	整形外科	
5F	内科	5F	内科	透析室
4F	手術室	HCU	4F	産婦人科	
3F	リハビリ科	医局・看護部・多目的ホール		

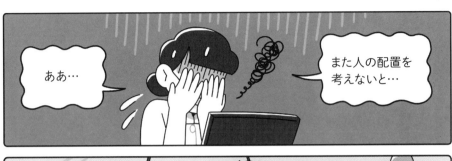

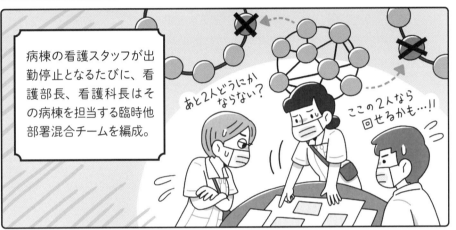

病棟の看護スタッフが出勤停止となるたびに、看護部長、看護科長はその病棟を担当する臨時他部署混合チームを編成。

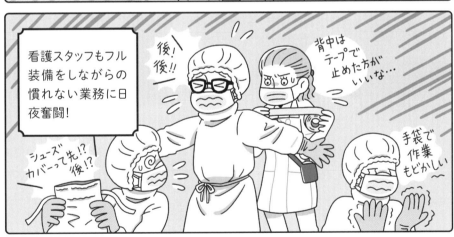

看護スタッフもフル装備をしながらの慣れない業務に日夜奮闘！

この頃は、日ごと、時間ごとに状況が変わる毎日でした。病院としても看護部長の交代がアウトブレイク真っ只中の4月にあり、看護科長も業務過多。多くのスタッフはただ言われたことだけをこなす日々で、「今、自分は何をしているんだろう」と感じていたかもしれません。

こんな
ことが
起こった！

28名が出勤停止！

⦿ 感染者判明、その病棟の看護スタッフ全員が
出勤停止に

　3月23日、誤嚥性肺炎と考えられていた患者Sさんの PCR検査陽性が判明しました。これを受け、翌日の夜勤からSさんが入院していた病棟（5西病棟、内科系45床）の看護スタッフ28名が14日間の出勤停止となりました。

　同日、外来・救急外来ともに診療を中止し、HCUに入室していた患者1名を別の病棟に移動、HCUを閉鎖しました。3月24日は本来HCUで夜勤の予定だった看護スタッフ2名が5西病棟を担当することになりました。

> 突然の病棟閉鎖は、看護スタッフに大きな不安を与えました。どこまで感染が広がっているのか、自分もこれから発症するのではないか…、看護科長たちも、実は同じ不安を抱えていました。

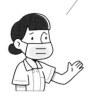

⦿ 勤務調整開始、臨時他部署混合チームを結成

　5西病棟には25名の患者さんが入院していました。5西病棟では通常、看護師は日勤10名前後、夜勤は3名体制をとっていましたが、病棟の看護スタッフ全員が出勤停止となったため、3月24日からの勤務調整を大至急行う必要がありました。

　5西病棟の科長を含め全員が出勤停止になるということは、患者さ

んのことを含めてその病棟のことがわかる人が誰もいないということです。何かあっても、教えてくれる人がいないのです。

　今回は偶然にも、数か月前まで5西病棟を担当していた科長がいたため、病棟の基本的なところは聞くことができました。これは看護スタッフにとって大きな安心材料になりました。

　ひとまず、5西病棟勤務の経験があった科長とHCUの科長で勤務調整を行い、閉鎖されたHCUと救急外来の看護師でチームを組むことにしました。

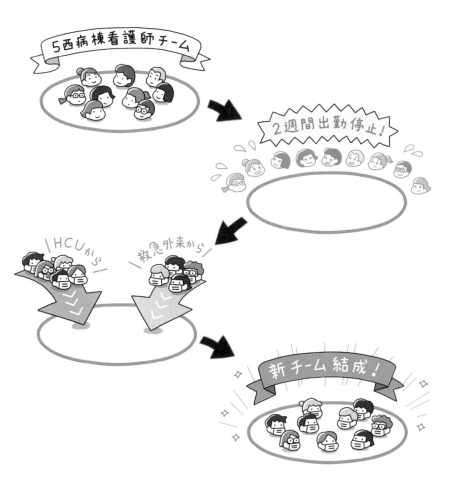

他部署混合の業務が始まった！

◉ 外科系から内科系へ、外来から病棟へ、慣れない業務に混乱も

さらに3月28日から、別の病棟（5東病棟、内科系46床）で14名の患者さんがPCR検査陽性となり、看護科長を含む看護師27名が14日間の出勤停止となりました。5東病棟には、救急外来や入院患者さんが少なかった病棟の看護師（主に整形外科）、病棟勤務経験のある退院支援専任看護師や予防医療センターの看護師が勤務に入りました。5西病棟の時と同様、病棟勤務の経験がない、または少ない看護師、内科疾患の経験が浅い看護師が患者さんを看ることになり、看護師からは不安の声が聞かれました。

救急外来の看護スタッフ
病棟勤務経験がないので急な部署変更は不安でした。他の看護師たちも、経験はあっても10年以上前という人が多く、戸惑っていました。業務の流れが救急とは全く違うし、日常生活援助にも不慣れです。その上同じ病院であっても外来と病棟では電子カルテで使うコンテンツが違うので、入力操作・記録も聞かないとわからないなど、毎日が混乱の連続でした…。

整形外科病棟の看護スタッフ
内科の患者さんを看た経験が少なかったので、患者さんの重症度やADLの違いに気持ちが追い付きませんでした。整形外科では安静期間が過ぎればすぐにリハビリが開始され、ADLは上がっていきますが、総合内科の患者さんはADL全介助の方ばかりでしたから。

一方で、HCUのスタッフの中には、勤務病棟が変わっただけという感覚で、物品の位置などが把握できれば比較的スムーズに働くことができた人もいました。

ベテランと呼ばれる人たちが泣きながら仕事をしているのを見た時、慣れない人と一緒に、慣れない環境で、慣れないPPEを着て働くことで、想像していた以上にストレスがかかっていると感じました…。

◉ 急な業務形態の変化に対応するのは難しい……

他部署混合業務など業務形態が次々と変わることで、いくつもの問題が生じてきました。

コミュニケーションエラーが発生！

複数の部署の看護師が集まることで顔見知りではない看護スタッフも多く、戸惑いや遠慮からコミュニケーションエラーが多くなりました。

例えば、業務でわからないことがあると、看護スタッフは元の所属の科長に聞きにいきます。しかしその部署の科長は病棟業務から離れ、掃除部隊のリーダーや、運搬業務を担当しているため、対応が遅くなります。業務上の疑問は他部署混合チームのリーダーが一括して受け指示を出すなど、指示系統を整理しておく必要がありました。

また、急遽他部署混合チームに入った退院支援専任看護師や予防医療センターの看護師は、指示簿や注射オーダーの見方に慣れていませ

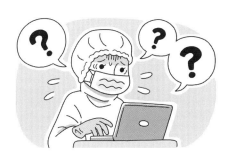

部署ごとのローカルルールを少なくすることも必要だと感じました。

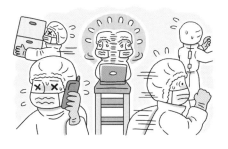

ん。病棟看護師も部署が変わっていることもあり、それらを教えるほどの余裕はありませんでした。この状況では、指示を見逃す、確実な輸液療法が実施できないなどのインシデントやアクシデントが起こることは容易に予測できました。

新たな病棟ルールを作る必要が生じた

　もともとのスタッフが1人もいない他部署混合チームで業務を進めるためには、即座に新たなルールを決め、病棟運営をする必要がありました。

　例えば、患者スケジュールの確認業務や点滴の認証業務などは院内の決まりごとなので、配属先が変わっても方法は変わりません。ただ、申し送りの方法やリーダー業務は病棟により若干の違いが生じます。清潔ケアの実施日を男女で分けている病棟もあれば、部屋番号で決めている病棟もあります。

　A病棟とB病棟の他部署混合チームになった時、A病棟のやり方、B病棟のやり方を洗い出し、お互いのよい部分を拾い上げ、新たに「AB

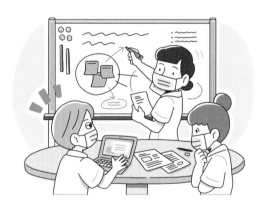

新しいルールを決めなければならない時、率先してリーダーシップを発揮できる係長や主任が1人でもいると、その後の病棟運営が大きく変わると実感しました。

病棟のルール」を決める必要がありました。こういった事態になって初めて、病棟や部署ごとのローカルルールではなく、病院としての決まりがあった方がよいと痛感しました。

　可能な限り物品の定位置を揃える、病棟業務マニュアルは誰が見てもわかるようにイラストや写真なども活用し作成しておくことで、混乱を減らすことができるように思います。

看護スタッフの不安、不満の声が聞かれるようになった

　出勤停止により次々と他部署混合チームが編成され、みんなでこの局面を乗り越えようという気持ちがある一方で、看護スタッフから不安や不満の声も聞かれるようになりました。2週間の出勤停止後、戻ってきたら自分の業務が変更になっていたり、否応なしに陽性患者さんのケアを担当しなければならなかったりと、次々と変わる指示にスタッフが不安を感じるのも無理はありません。病院全体が今どういった状況なのか、スタッフに十分な情報が伝わっていなかったことも、不安の一因になっていたと思います。

　感染の状況が落ち着いてからは、スタッフに勤務についての希望を聞く意向調査なども行えるようになりましたが（→p.80）、この時期は1人ひとりの声を十分に聴くことができていなかったと思います。

先の見通しが立たず不安を感じていたのは、看護科長はじめ管理者も同じでした。断片的な情報を伝えてかえってスタッフを不安にさせてもいけないという気持ちもありました。非常事態でのコミュニケーションの取り方を学んでおく必要性を強く感じます。

こんな
ことが
起こった！

業務の負担軽減を進めた

🐤 このままではいけない！ 業務の圧縮に着手

即席で作られたチームで働く中で、ストレスから表情が硬くなる、口調がきつくなるスタッフが見受けられました。そのことで余計に雰囲気が悪くなる場面もありました。

患者さんの安全を守りつつ、少ない人数で今までの業務をそのまますべて行うのは無理があります。そこで看護科長たちで話し合い、業務の負担軽減、圧縮を行うことにしました。

業務を継続するか・圧縮するか・中止するかを判断する際には、①安全の確保ができるか、②最低限の入院生活の質が担保できるか、の2点が基準となりました。

［指示］

継続
• **インチャージ**（医師からの指示受け）は必須のため継続。
• **看護指示表**（看護師が実施しなければいけない処置や記録物が表記された表）の管理の目的は、看護指示が確実に実施されることのため、継続とした。

圧縮
• **患者スケジュール表**（患者さんに行われる検査・点滴・内服薬が時系列で表記される表）の管理は確認作業と実施作業があったが、目的は患者さんのスケジュールが確実に実施されることにあるので、実施のみで確認作業は中止とした。

［記録］

継続
• **経過表**（バイタルサイン・観察項目）の記録は患者さんの状態を反映するもので、治療方針を決めるために必要な情報源になるので継続とした。
• **看護指示入力**は看護ケア実施に必須のため継続。**看護必要度入力**も看護基準7：1の算定基準なので継続とした。

圧縮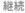
- SOAPは中止し、**経時記録**だけにして必要なことのみ簡潔に記入することで記録時間を削減。
- **パス評価、看護計画立案**は新規の入院患者さんがいないため発生しなかったが、入院患者さんで新規計画立案が必要な患者さん、すでにパス入院をしていて評価が必要な患者さんについては実施。

［ケア］

圧縮
- **シャワー浴**は介助が必要な人は清拭に変更し、自立の患者さんのみ実施。**清拭**は週3回→週2回に変更した。

> 清潔ケアの回数を減らすことは看護の質を落とすことになるので避けたかったのですが、マンパワー不足のため、一時的に減らさざるをえませんでした。

［その他］

継続
- **コスト管理**は当初中止していたが、レセプトの関係で途中から実施に変更。
- **輸液ポンプ、シリンジポンプ、人工呼吸器設定の申し送り**は医療安全管理室で決められており、万が一のことがあれば人命に直結するため継続。

圧縮
- **食事回数や排泄回数の管理・記録**は、疾患により必要性が変わるため、看護師がアセスメントし要不要を決めた。
- **おむつ交換**は、本来であれば最低でも午前1回・午後1回は必要だが、高吸収パッドを急遽採用し、8時間ごとの交換を可能とした（→p.70）。

> いくらパッドが高吸収で患者さんに不快感がなかったとしても、おむつ交換を8時間ごとに延長することはなかなかできませんでした。体位変換をした時などにおむつの汚れ具合を確認するなど、その時の状況に合わせて判断するため、計画通りに進めるのは難しいものです。

【入院時】

継続

- **状態一括（看護度と移送区分を表記した表）登録**は、災害などが起こった時に重要になるため継続。
- **ベッドネーム・ネームバンド**は患者誤認防止のため継続。

圧縮

- **病棟入院案内・説明**については、転棟した場合に簡単に説明することにした。
- **抑制同意書**は、ご家族に直接説明しサインをもらうことができないので、口頭で確認しその旨を経時記録で残すこととした。

中止

- **転倒転落アセスメントシート**は中止。特に危険性のある患者さんについては、看護記録に記載。
- **予約入院チェックリスト**や**退院支援スクリーニングシート**、**SGAシート**は新規入院患者がいないため不要となった。
- **持参薬**は感染防止策として持ち込まないこととし、必要な薬は処方してもらうことにした。

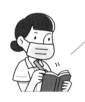

> 感染症対応だけでなく、災害などでも通常業務を行えない事態は生じます。
> 防災訓練などを通して具体的な業務圧縮の考え方についても学んでおくといいと思います。

▼病棟業務の継続・中止・圧縮

分類	業務	継続 ➡	中止 ✕	備考
指示	インチャージ(指示受け)	●		
	患者スケジュール表(確認作業)		✕	
	(実施作業)	●		
	看護指示表	●		
記録	経過表(バイタルサイン・観察項目)	●		
	SOAP		✕	
	経時記録	●		
	パス評価		✕	入院患者で必要な場合のみ実施
	看護計画立案		✕	入院患者で必要な場合のみ実施
	看護指示入力	●		
	看護必要度入力	●		
ケア	シャワー浴　　　(介護要)		✕	清拭に変更
	(自立)	●		
	清拭	●		3回→2回/週
その他	コスト管理	●		
	輸液ポンプ、シリンジポンプ、人工呼吸器設定の申し送り	●		
	食事回数の管理・記録	●		患者の状況によっては中止
	排泄回数の管理・記録	●		患者の状況によっては中止
	おむつ交換	●		高吸収パッドの導入により交換回数を減少可能
入院時	転倒転落アセスメントシート		✕	
	状態一括登録	●		
	予約入院チェックリスト		✕	
	退院支援スクリーニングシート		✕	
	SGAシート		✕	
	病棟入院案内・説明		✕	転棟した場合に簡単に説明
	ベッドネーム・ネームバンド	●		
	抑制同意書		✕	口頭で確認し、経時記録
	持参薬		✕	持ち込まず、新たに処方

注)圧縮した業務については、基本方針として「継続」か「中止」かによって振り分けています。

勤務調整に適応していく一方で、失われたものもあった

🌀 徐々に他部署混合チームの業務に慣れていった

　最初は戸惑っていたスタッフも、数日間で臨時の他部署混合チームに慣れていきました。業務の軽減によって負担が減ったことだけでなく、業務のリズムに慣れてきたこと、看護師同士の関係ができてきたことで、少し余裕が感じられるようになりました。

手術室から病棟勤務となった看護スタッフ
普段は他部署の人と働く機会がないから、いい経験になりました。久しぶりに病棟業務を経験し、病棟看護師の気持ちが少しわかった気がします。他の病棟の人と仲良くなれたし、楽しいこともたくさんありました。

外来から病棟勤務となった看護スタッフ
5年ぶりに陰部洗浄しました。少し不安でしたが、手技は覚えているものですね。看護ケアを行う中で、少しずつ業務のリズムにも慣れました。
患者さんから「あなたたちも大変よね、頑張って」などと労いの言葉をかけていただいた時は、患者さんもこの環境に適応し、優しい言葉をかける余裕ができてきたのかなと、少しほっとしました。

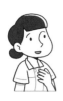

看護師の適応能力の高さを改めて感じました。
つらい経験の中でも物事を前向きにとらえてくれるスタッフのたくましさに救われる思いでした。

◉ 看護師の勤務調整で失われた大切なこと

　スタッフの変更は、患者さんに提供する看護にも大きな影響を与えました。看護師は、日々の業務の中で患者さんの情報を多方面から収集しています。例えば患者さんのちょっとした変化に気づいたり、普段の何気ない会話を重ねる中で関係性を築いたりします。その積み重ねの中でこそ、患者さんも「いつもの見知った看護師」に看てもらえているという安心感を得ることができるのです。

　トイレ介助のタイミングや方法、食事介助の一口の量や口に運ぶスピード、話しかける声の大きさや会話の話題など、日常の関わりの中で自然に患者さんの状態を判断し、よりよい方法を探っていくのが看護です。ところがアウトブレイクの発生により病棟の看護体制は大きく変化し、看護スタッフが次々に代わりました。ベッドサイドに交代で来る看護師は全身PPEを装着し顔もよくわかりません。緊張した空気も伝わっていたかもしれません。看護の大切な部分が失われていたと感じます。混乱の中でも患者さんとのよい関係性をいかに構築していくかが大きな課題だと思いました。

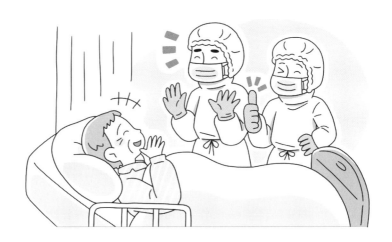

看護学生の臨地実習も受け入れ停止に

　当院では、通年にわたり看護学校の臨地実習を引き受けていました。アウトブレイク前の3月には1校が実習中であり、発熱患者が増える中で、臨地実習を担当している科長たちから「このまま実習を継続していいのか」という声が聞かれ始めました。確かに、学生が受け持っている患者さんが新型コロナウイルスに感染していない保証はありませんでした。看護学生がすでに感染している可能性や、これから感染するリスクも考えられました。体調不良で欠勤しているスタッフもいたため、実習指導に回せる人員の確保もだんだん難しくなっていました。

　このような状況から、あと数日間で終わる臨地実習ではありましたが、院長と看護部長が相談し、3月中旬に一時中止を決めました。5月からの実習についても受け入れが難しいと判断しました。厚生労働省・文部科学省から、実習中止・実施できない場合は学内の演習で置き換えることが可能との発表があったため、こちらも併せて看護学校に説明しました。すぐに承諾してくれる学校がある一方で、あと数日なのでなんとか実習を継続させてほしい、と懇願する学校もありました。看護学校にとっても予期せぬ事態であり、教員の混乱が伺えました。

　突然の実習中止は、学生にも大きな影響を与えました。受け持ちを快諾してくれた患者さんに挨拶もできないまま、実習が終わってしまうことは無念だったと思います。患者さんも同様です。患者さんの中には学生が来ることを楽しみにしている人もいて、実習中止を伝えると寂しそうにしていました。

　実習中止後は架空の患者を設定し、グループごとにオンラインで看護計画の立案をしたと聞きました。看護学生にとって臨地実習は校内での学びの統合を図り、看護実践能力を養うために重要な意味をもちます。生の患者さんから得る学びに勝るものはありません。患者さんに関わることなく臨床に出る学生の今後を思うと、申し訳なく思います。

　現在は、看護学生を受け入れる際のPCR検査をどのように実施していくか、看護学校と協力し看護学生の感染対策強化をどのように進めていくのかなどの課題と向き合いながら、1日も早く実習を再開できるよう準備を進めています。

Chapter

3

業者の撤退！

清掃も洗濯も警備も、
自分たちでやるしかない！

出勤停止や病棟閉鎖が相次ぎ、勤務調整に追われる中で、
新たな問題が起こりました。
今まで病院に出入りしていた業者の撤退です。
清掃業者、洗濯業者、警備会社、それに職員食堂の業者も。
自動販売機も使えなくなりました。
感染対策をしながら、新たな業務も負わなければならない。
職種を越えて、スタッフ全員が力を合わせる必要がありました。

病院のアウトブレイクがマスコミでも連日報道され、業者からの撤退が相次ぎました。

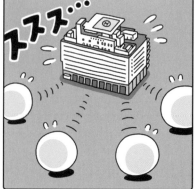

ススス…

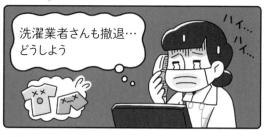

洗濯業者さんも撤退…どうしよう

ハイ…ハイ…

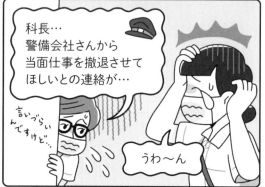

科長…
警備会社さんから当面仕事を撤退させてほしいとの連絡が…

言いづらいんですけど…

うわ〜ん

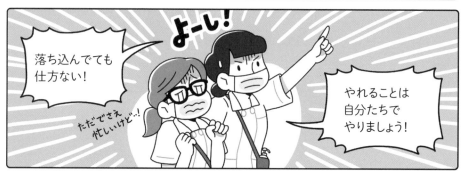

よーし！

落ち込んでても仕方ない！

ただでさえ忙しいけど…！

やれることは自分たちでやりましょう！

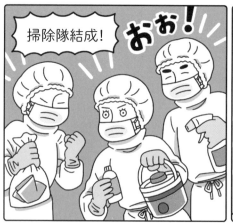

掃除隊結成！

おお！

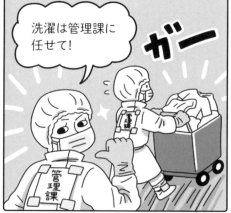

洗濯は管理課に任せて！

ガー

管理課

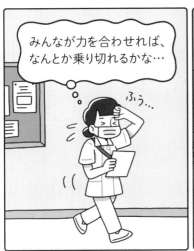

みんなが力を合わせれば、なんとか乗り切れるかな…

ふぅ…

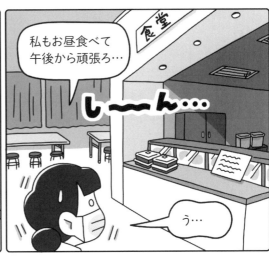

私もお昼食べて午後から頑張ろ…

食堂

し〜〜ん…

う…

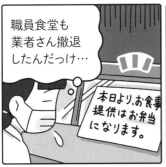

職員食堂も業者さん撤退したんだっけ…

本日より、お食事提供はお弁当になります。

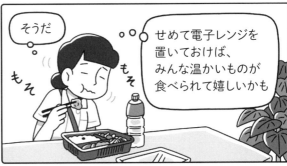

そうだ

もそ
もそ

せめて電子レンジを置いておけば、みんな温かいものが食べられて嬉しいかも

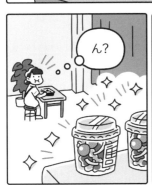

ん？

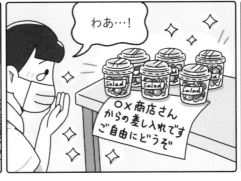

わあ…！

Salad Salad Salad

○×商店さんからの差し入れですご自由にどうぞ

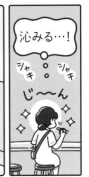

沁みる…！

シャキ シャキ

じ〜〜ん

ご近所だけでなく多くの飲食店さんなどから、ペットボトルの飲料、新鮮なサラダや美味しいお惣菜、アイスクリーム、果物などたくさんのご支援をいただきました。感謝の気持ちでいっぱいです。業者さんが次々と撤退する中でいただいたご支援は、私たちの力になりました。

業者が行っていた業務を分担した

● ユニフォームの洗濯は管理課が担当！

　清掃業者や洗濯業者の撤退により、今まで当たり前に行われていた日常業務に支障が出るようになりました。そこで看護部長が院内スタッフに協力を依頼し、業者が行っていた業務を分担して行うことにしました。特に毎日使用するスタッフのユニフォームの洗濯は大きな問題。持ち帰って洗濯をするのは、感染リスクもあります。そこで管理課の職員が院内の洗濯機で洗濯をすることにしました。通常、ユニフォームはたたんで棚に積んでいましたが、たたまずハンガーにかけるなど手間がかからないようにしました。

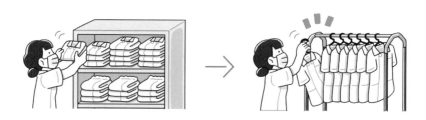

全員がPPEを装着していた時期は、PPEの下はユニフォームではなくTシャツも可としました。PPEを装着しているととてつもなく暑く、汗でびっしょりになるからです。

● ヘルプ部隊を結成！

　病棟、外来、トイレなど病院全体の清掃を依頼していた清掃業者も撤退。外来、手術室など通常業務がなくなった部署のスタッフで、1グループ5人程度の①掃除部隊、②リネン部隊、③ゴミ部隊、④ケア部隊を結成しました。このグループは院内で「ヘルプ部隊」などと呼ばれました。

Chapter ❸

業
者
の
撤
退
！
—
清
掃
も
洗
濯
も
警
備
も
、
自
分
た
ち
で
や
る
し
か
な
い
！

患者さんのケアにあたる「ケア部隊」以外は、事務部も含めて病院職員みんなで協力し、外部業者が行っていた業務を分担しました。

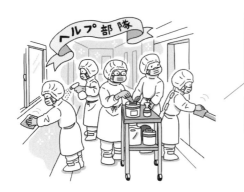

ヘルプ部隊がいなければ、病棟業務にすべてのしわ寄せが来ることになります。患者さんを守るためには、看護業務をスムーズに行える体制を整えることが必要でした。職種に関係なく院内の職員はみんな必死でした。

事務スタッフも大活躍！

事務スタッフも、事務業務だけではなく、警備員として、物品の運搬係として、さらにはシャトルバスの運転手としても活躍しました。

- 支援品の受付窓口と管理。お礼状の送付、支援物資がスタッフのもとに届くように毎日台車で運搬
- リネンの病棟配布、使用したリネンの回収、仕分け
- 当院を退院後、体調が悪くなった患者さんをシャトルバスで当院まで搬送（陽性が疑われると救急車を呼ぶことはもちろん、電車やバスの利用もできなかったため）
- 体調が悪くなった当院の看護スタッフをPCR検査のため自宅から当院まで搬送

他にも、施設へ退院した後に発熱した患者さんのPCR検査を行うために、医師と看護師が施設に出向く時や、PPEや納体袋を他の病院に取りに行く時などにも、事務員がシャトルバスを運転しました。

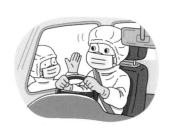

感染管理をしながらの
新しいルール作りが必要になった

◎ 物品の受け渡しにもスケジュール設定！

　今までは多くの業者や部署が関わることで業務がスムーズに行われていました。それらがなくなることでの混乱、感染管理をしながらの新しいルール作りはとても大変でした。しかも今すぐ考えて行わないといけないのです。

　例えば、リネンは業者が病棟まで届けてくれていましたが、1階までの配送のみとなりました。リネンを清潔区域から汚染区域へ受け渡す際は、それぞれの区域に人を配置し、区域の境界で物品を受け渡しする必要があります。

　衛生材料、薬剤、事務用品などについては、受け渡しの時間と担当者を決めました。それ以外は手の届くところにある清潔区域のワゴンに置くようにして、中から手を伸ばして物だけを取れるようにしました。

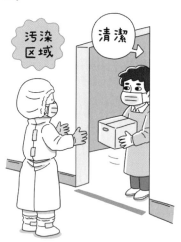

通常業務が継続できない中で、必要なことをどれだけ負担を減らして行える体制を作れるか、常に考えて行動しなければなりませんでした。

◉ 病棟看護師と外回り看護師を別にした

　病棟看護師と外回り看護師を分けることで、それぞれの役割を明確にし、連絡系統も整理しました。

　汚染区域でPPEを装着している病棟看護師は薬局や用度課へ物を取りに行く、検体を出しに行くなどの作業が簡単にはできません。そのため、必要時にPHSで連絡すれば外回りの看護師がヘルプできる体制を作りました。

　また、採血や検尿などの検体置き場はエレベーターホールに移動し、検査科の職員が汚染区域に入らず回収できるようにしました。

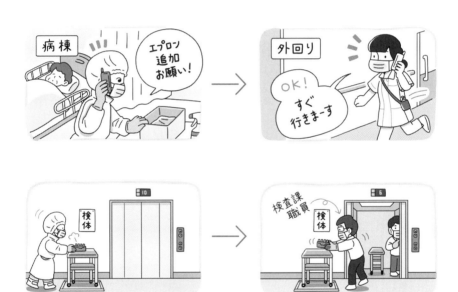

業者の撤退は入院患者さんにも大きな影響があった！

ⓖ 陽性患者さんの病衣は使うたびに処分し、新しいものを無償提供

　病衣やタオルのレンタル、洗濯サービスはすべて中止になりました。陽性患者さんの衣類は感染対策のためにすべて処分することとなっていたので、最初に着用していた私物の衣類はご本人や家族の許可を得た上で処分しました。

　また、陽性患者さんへは荷物の持ち込みはできても持ち出しは禁止となりました。そのため長期入院となった患者さんへは病院から無償で病衣を提供し、使用後は廃棄しました。病衣、下着、靴下は洗濯業者から無償で提供がありました。

　陰性患者さんの場合は、着替えなどを届けに来たご家族などに洗濯物を持ち帰ってもらいました。

　病棟は全面面会禁止となっていたため、患者さんへの差し入れや着替えは病院の入口で受け取り、病棟まで届けました。

病衣だけでなく陽性患者さんが使ったタオルやシーツも交換時には廃棄し、退院時には布団や枕、タオルケットもすべて廃棄しました。この頃はそうするしかなかったのです。

🩺 飲料水やテレビカードを無料配布

　入院患者さんにはトイレや入浴、検査時以外は病室内で過ごしてもらいました。頑張っていたリハビリも中止となり、家族の面会もない中では時間を持て余してしまう患者さんも少なくありませんでした。せめてもの対応として、テレビカードを無料で配布しました。また、ミネラルウォーターを必要な本数、無料で毎日配布したり、食事の時にはパックのお茶を付けるなどしました。

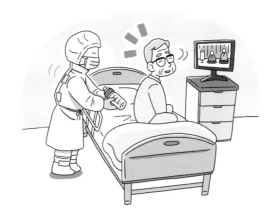

患者さんは病室からも出られず、テレビを見るくらいしか楽しみがなくなってしまった状態でした。病院としてはできる限りのことをしないと、という思いで対応しました。

Chapter

4

手探りの感染対策

「とにかく防御！」からコホーティング、
感染対策の確立へ

院内感染が"アウトブレイク"といわれる状態になるまで広がり、
病棟内でのすべての業務は完全防御態勢で行うことになりました。
長袖ガウンやN95マスクで頭のてっぺんから足先まで防御し、
先が見えない不安、感染への不安を抱えながら
患者さんのケアに加えて、新たに生じた業務をこなす毎日。
コホーティングやゾーニングが行われるまで、この闘いは続きました。
（でも、その後もまだまだ、大変だったのです！）

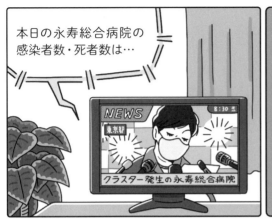

本日の永寿総合病院の
感染者数・死者数は…

NEWS 8:30
東京都
クラスター発生の永寿総合病院

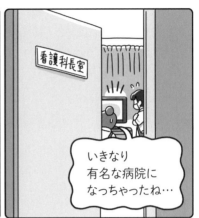

看護科長室

いきなり
有名な病院に
なっちゃったね…

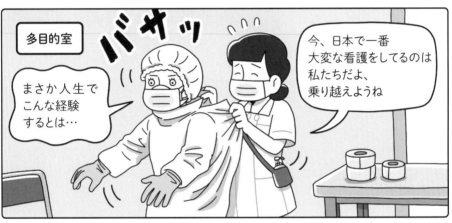

多目的室

バサッ

まさか人生で
こんな経験
するとは…

今、日本で一番
大変な看護をしてるのは
私たちだよ、
乗り越えようね

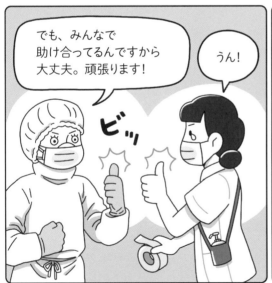

でも、みんなで
助け合ってるんですから
大丈夫。頑張ります!

うん!

ビッ

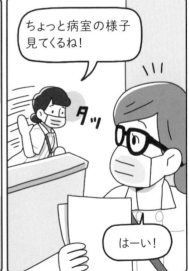

ちょっと病室の様子
見てくるね!

タッ

はーい!

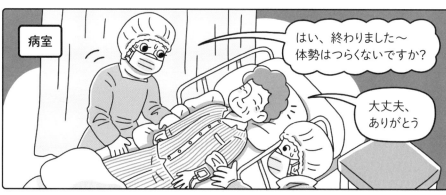

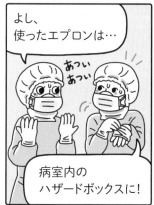

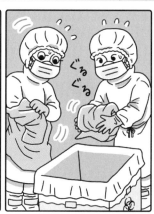

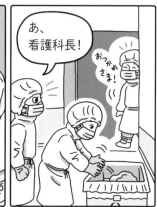

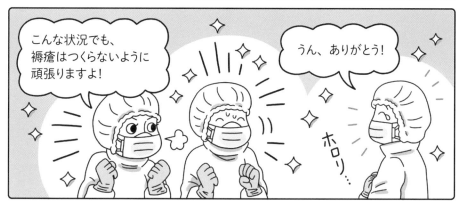

慣れない業務でも、PPE装着で動きづらくても、患者さんのケアに手を抜くことはできません。
頑張っている看護スタッフのみんなを少しでも支えてあげないと、という思いでいっぱいでした。私も汗と一緒に涙が出ました。

とにかく防御、防御！

🔵病棟はすべて汚染区域！ 完全防御が必要になった

　検査結果が出るたびに複数の病棟から陽性者が出ました。そのため5階から8階の病棟は、すべて汚染区域（レッドゾーン→p.10）とされました。

　汚染区域では、フル装備のPPE（個人用防護具）を装着します。院内感染が広がり始めた当初は、これが「標準のユニフォーム姿」となりました。

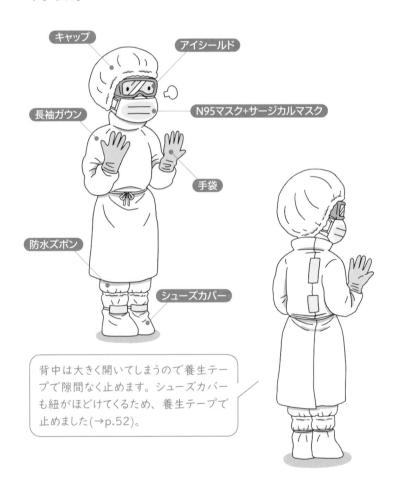

キャップ

アイシールド

長袖ガウン

N95マスク+サージカルマスク

手袋

防水ズボン

シューズカバー

背中は大きく開いてしまうので養生テープで隙間なく止めます。シューズカバーも紐がほどけてくるため、養生テープで止めました(→p.52)。

　長袖ガウン、防水ズボン、N95マスク、サージカルマスク（N95マスクを汚染から守るため）、手袋、アイシールド（またはフェイスシールド）、キャップ、シューズカバーを装着します。髪の毛が出ないよう手術室で使う頭全体を覆うヘアカバーを併用する人もいました。

🅖 病室に入る際にはさらに防御！

　病棟に到着し病室に入る際には、ビニールの長袖エプロンと手袋をさらに装着して二重にし、患者さんごとに交換します。手袋を交換する際は外側の1枚を外し、1枚手袋をした状態で手指消毒を徹底しました。

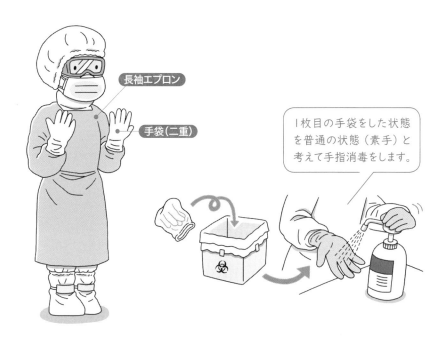

長袖エプロン

手袋（二重）

1枚目の手袋をした状態を普通の状態（素手）と考えて手指消毒をします。

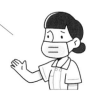

手袋を二重にすることで手指衛生が不十分となったり、外す際の感染のリスクが高まるなどの問題も指摘されています。外側の手袋を外したら必ず手指消毒を徹底する必要があります。

⊙すべての業務をフル装備で行った

　勤務時には3階の多目的室でユニフォームの上にフル装備のPPEを装着し、専用のエレベーターで病棟へ向かいます。科長が順番に早出勤務を行い、多目的室での着衣の介助と「頑張ってね」の声かけを行いました。そしてスタッフはフル装備で病棟に出ていき、昼休み以外はすべての業務をフル装備で行いました。

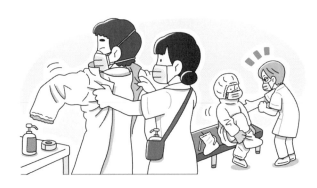

患者さんの移動時も…

　陽性患者さんが検査や病室移動でストレッチャーを使用してエレベーターに乗る時は、PPEを装着した3名のスタッフが付きます。ストレッチャーを操作するスタッフ2名は、患者さんと患者環境に触れて移動を行うため、汚染している状態と考えました。1名は清潔な状態と考え、患者さんや患者さんと接触したものには触れないようにエレベーター操作を行いました。移動後は、患者さんやストレッチャーなどが触れた部分を環境除菌・洗浄剤（ルビスタ®）で拭きました。

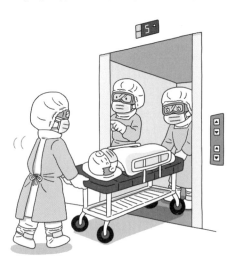

トイレに行く時も…

　トイレに行く際は、各病棟で決められたスタッフ用トイレでPPEの外側に触れないようにズボンを下ろし、便座は使用前後で消毒します。でもほとんどのスタッフは休み時間までトイレに行きませんでした。勤務途中でトイレに行くのを避けるため、水分を控える看護スタッフもいました。

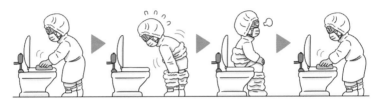

🍵 PPEを外す場所にチェック係が立ち、チェックと指導を行った

　昼休みや業務終了後は各階のエレベーターホールでPPEを外します。昼休みはエレベーターホールにチェック係を配置しました（コホーティング後は、PPEを外すのは各病室の前になりました→p.47）。

　着脱方法のポスターを掲示し、外し方からゴミ箱へ捨てるまでの手技を確認できるようにしました。

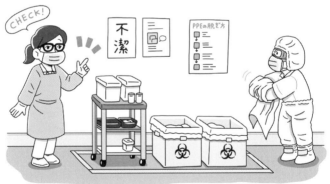

PPEを外す時は感染リスクが非常に高い場面です。気がゆるみがちだからこそ、指導と確認が大切でした（→p.56）。

長時間にわたるフル装備での業務は、心身ともにストレスフル！

　このような長時間にわたるPPE装着は、普段の業務ではありえません。いつでもどこでもフル装備で業務を行うストレスは相当なものでした。

　N95マスクの圧迫で顔には跡が残り、皮膚がかぶれるスタッフもいました。耳はちぎれそうに痛くなりました。耳の付け根をフィルムで保護したりしました。

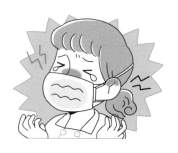

創傷被覆材などを使って鼻や下顎部を保護する方法が日本褥瘡学会から紹介されています。皮膚の保護をしたらフィットテスト*を行い、マスクが密着しているかを確認することが重要とされていますが、現場でフィットテストまで行うのは現実的ではありませんでした。

＊専用の器具や機械を使ってマスクからの空気の漏れを確認するテスト

看護スタッフK
汗でお化粧は落ちてしまうのでノーメイクで出勤しました。キャップを取ると髪の毛もぐちゃぐちゃでした。

看護スタッフL
インナー手袋で蒸れた手は浸軟し、湿疹ができました。皮膚科を受診するスタッフもたくさんいました。スキンケア、大切です…。

PPEを装着しながら涙をためている看護スタッフもいました。科長として、必死で頑張っているみんなに声をかけて送り出したいという思いで、毎朝多目的室でのPPE装着の介助をしました。

コホーティング、ゾーニングによって清潔区域が整備された

数日間をかけ、コホーティングを進めた

　患者さんのPCR検査の結果が出そろい、コホーティング（→p.10）が行われました。病棟は、陽性患者、陽性から陰性化した患者、陽性者と同室になったことのある陰性患者、陽性者と同室になったことのない陰性患者の4種類に分けました。

　しかしPCR検査の結果は100％正確とはいえないため、毎朝すべての患者さんの体温チェックを行い、発熱者を管理しました。陰性結果が出ていても発熱があったり陽性が少しでも疑われる場合には、陽性扱いとして個室に隔離しました。

　職員全員のPCR検査が終わるまでには時間がかかり、コホーティングには数日かかりました。

> 病棟は以下の4種類に分けました。
> 発熱があった場合には、それぞれの病棟内で個室隔離しました。

陽性患者病棟	陽性から陰性化した患者病棟	陽性者と同室になったことのある陰性患者病棟	陽性者と同室になったことのない陰性患者病棟

陰性患者病棟の病室内に入る時はPPE不要とされましたが、新たに陽性患者が出ることを考え、しばらくはPPEを装着していました（→p.51）。

📀 院内すべての除菌と、清掃作業を行った

コホーティングに際しては、陽性患者病棟も含めて病棟を順番に空けていき、清掃業者により加速化過酸化水素水で院内すべての除菌が行われました。作業前の準備として、棚の引き出しや扉をすべて開け、隅々まで薬剤がいきわたるように準備しました。

作業後は数時間立ち入り禁止となります。作業後の病棟は、ツーンとした頭が痛くなるような臭いがしました。

📀 除菌作業の後、さらに清掃作業を行った

清掃業者による除菌作業が終わった後、多職種混合の掃除部隊を編成し、清掃作業を行いました。噴霧した薬剤の残留物を残さないためです。特に、病室では患者さんがマスクを外して過ごしているため、残留物を吸い込んでしまう可能性があります。隅から隅まで、ルビスタ®で拭きました。ナースステーションでも、ファイル1枚1枚、ペン1本1本までを拭きました。

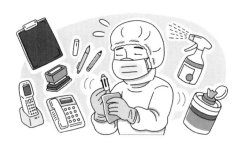

これらの作業により院内はゾーニング（→p.10）され、清潔区域と準清潔区域、汚染区域に分けられました。ナースステーションはすべて清潔区域とされました。

陽性患者病棟でも病室以外は清潔区域（廊下などは準清潔区域）とされました。それにより病室以外ではPPEを装着する必要がなくなりました。

清潔区域を維持するためのルール作りを進めた

🔵 陽性患者病棟の病室の整備を行い、入室時の装着・着脱場所を決めた

　陽性患者病棟の4人部屋は3人までの使用とし、物品・ゴミ箱などの準備、整備を行いました。PPEは部屋の前で装着し、病室内で外して出ます。

　外したPPEを含め、病室で出たすべてのゴミは感染性廃棄物として扱い、専用のハザードボックスに廃棄しました。すぐいっぱいになってしまうので、ゴミ箱は常に2個置いてありました。

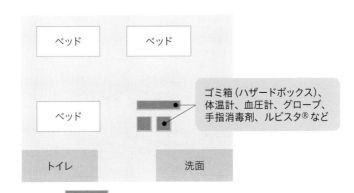

ゴミ箱（ハザードボックス）、体温計、血圧計、グローブ、手指消毒剤、ルビスタ® など

PPE一式、ビニール袋、ゴミ箱（PPEの包装など汚染されていないゴミ用）など

コホーティング、ゾーニングを行った当初は、陰性患者さんの病室でも同様の対応をしていました。感染者の発生が落ち着いてくると陰性患者さんへの対応は標準予防策となり、ゴミ箱はハザードボックスでなくてもよくなりました。

⑯ 清潔区域への物品の持ち込みを制限した

　電子カルテを入力するノートパソコンは、患者さんの認証など医療安全の観点から病室内で操作する必要があります。しかし病室にノートパソコンを持ち込むのは感染を広げるリスクから禁止となったため、入力は廊下で行うようにしました。

　ノートパソコンは廊下のワゴンの上に定位置を作り、清潔区域であるナースステーションへの持ち込みは禁止としました。

　当院で使用しているワゴンの形状から、使用方法を下のイラストのように統一しました。

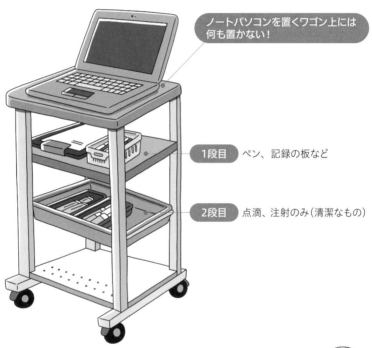

ノートパソコンを置くワゴン上には何も置かない！

1段目　ペン、記録の板など

2段目　点滴、注射のみ（清潔なもの）

病室に入ったスタッフAがバイタルの数値を確認し、廊下にいるスタッフBに伝える、スタッフBがその数値を入力する…という方法をとったこともありました。患者誤認防止のバーコード認証も、この期間はできませんでした。

🔵 ゾーニングにより、人の動き方、物の動かし方が変わった

　清潔区域と汚染区域が明確に区別されたことで、人や物の移動の仕方が変わりました。

エレベーターの使用方法：1台を陽性者専用にしました。

階段の使用方法：PPE装着での使用禁止。病棟に上がったスタッフは使用できず，清潔区域として物品の運搬に使用しました。

点滴薬剤や衛生材料の受け渡し：清潔区域の階段やエレベーターを使用し、必要なものは時間を決めて汚染区域との受け渡しをするようにしました。

リネン、病衣などの出し方：陽性（陽性疑い）と陰性に分け、わかるように出すルールを定めました。

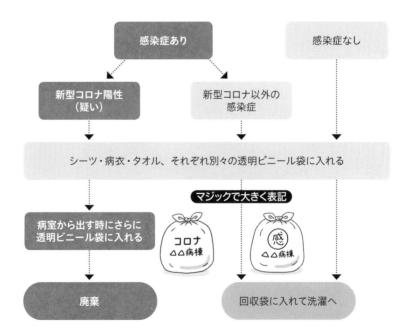

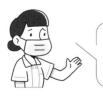

清潔区域、汚染区域の区別がされたのは、もちろん物品だけではありません。感染者病棟のスタッフは更衣室と食堂を別にし、他の部署のスタッフとの接触を避けなければなりませんでした。

PPE装着のルールが変更になった

PPE装着は病室内のみとなった

　ゾーニングにより、病室以外ではPPE装着が不要となりました。

　陽性患者病棟では、病室に入る際に長袖ガウン、N95マスク・サージカルマスク、手袋を装着します。退室時には、再使用するN95マスク以外は破棄します。アイシールドとキャップは、吸引や人工呼吸器の管理などでエアロゾルが発生する場合や、排泄物や体液などの飛沫を浴びる危険性のある場合のみの使用となりました。

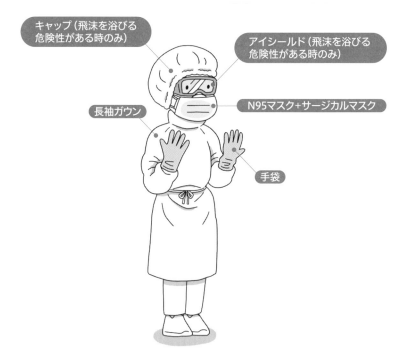

キャップ（飛沫を浴びる
危険性がある時のみ）

アイシールド（飛沫を浴びる
危険性がある時のみ）

長袖ガウン

N95マスク+サージカルマスク

手袋

PPEは在庫が不足し、寄付でいただいたアイシールドなども使用しました。その他、レインコートや手作りのフェイスシールドやガウンも使わせていただきました。レインコートはフードを切って加工し、職員で手作りしたPPEとともに陰性患者病棟で使用しました。

👁 陰性患者さんへの対応はPPE装着不要になった

　コホーティングがされてしばらくは、新たな感染者の発生を考え、陰性患者病棟でも同様の対応（PPE装着）をしました。

　患者さん、職員からの新規感染がなくなり、感染拡大のリスクが減ると、患者対応にPPEの装着は不要になりました。ただし、気管切開をしていたり人工呼吸器を装着している患者さんの病室に入る時や、挿管時などエアロゾルが発生していると考えられる場合、吸痰時やマウスケアなどの飛沫を浴びる可能性がある時のみ、ビニールの長袖エプロン、N95マスクとサージカルマスク、手袋、フェイスシールド（またはアイシールド）、キャップを追加しました。

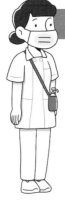

病室内は
ユニフォーム＋サージカルマスク

体位変換などのケアで患者さんに自分のユニフォームが触れたり、体液が付着する可能性がある場合は、長袖ガウンやエプロンと手袋の装着が必要です。バイタルサイン測定だけでユニフォームが患者さんや患者環境に触れない状態であればサージカルマスクの着用のみです。

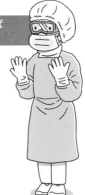

飛沫を浴びる可能性があれば
PPEを追加

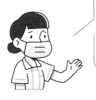

病室内でのPPEの装着に慣れたスタッフからは、「（PPEなしで）本当に大丈夫なの？」と不安の声も聞かれました。必要以上にN95マスクを着けたがるスタッフも少なくありませんでした。感染対策はゆるめ方も難しいです。

意外と使える！養生テープ

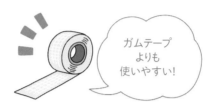

ガムテープ
よりも
使いやすい!

　すべての業務において感染防御策が必要となった時、様々な場面で活躍したのが養生テープです。養生テープは粘着力が強すぎないため、一時的に何か固定したい時などに使用します。手で簡単に切れるので、使いやすいのも特徴です。例えば、こんな使い方をしました。

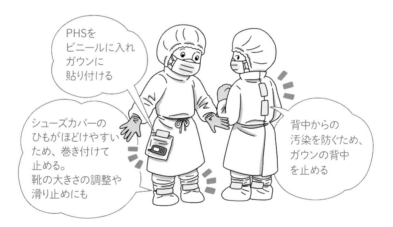

PHSを
ビニールに入れ
ガウンに
貼り付ける

シューズカバーの
ひもがほどけやすい
ため、巻き付けて
止める。
靴の大きさの調整や
滑り止めにも

背中からの
汚染を防ぐため、
ガウンの背中
を止める

　その他にも…
・除染のためベッドや床頭台、オーバーテーブルを移動した際、養生テープで
　部署を明示。
・ゴミ箱やワゴンなどの位置がずれないよう床に印を付けるために使用。
・ゾーニングの境界線を示すために床に貼って使用。
・開けておかなければならないドアを閉めないように固定。

Chapter 5

感染対策の確立

起こさない、
広げないためのルールを
周知徹底!

コホーティング、ゾーニングが行われ、
病棟内での感染対策のルールも確立されていきました。
感染者をこれ以上出さない、感染を広げないためには、
職員1人ひとりが正しい行動をとる必要があります。
病棟内ラウンドなどを通し、感染対策のルールを浸透させていきました。
これまで考えられなかった「食事中はおしゃべりをしない」などのルールも、
徐々に当たり前のことになりました。

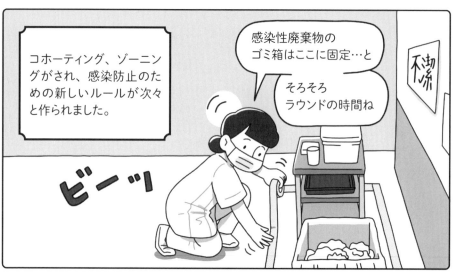

コホーティング、ゾーニングがされ、感染防止のための新しいルールが次々と作られました。

感染性廃棄物のゴミ箱はここに固定…と

そろそろラウンドの時間ね

不潔

ビーッ

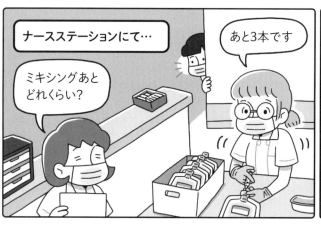

ナースステーションにて…

ミキシングあとどれくらい？

あと3本です

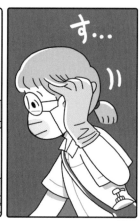

す…

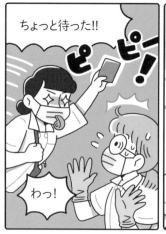

ちょっと待った!!

ピピー！

わっ!

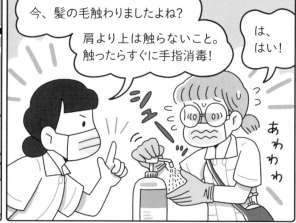

今、髪の毛触わりましたよね？

肩より上は触らないこと。触ったらすぐに手指消毒！

は、はい！

あわわわ

シュ

Chapter **5**

感
染
対
策
の
確
立
──
起
こ
さ
な
い
、
広
げ
な
い
た
め
の
ル
ー
ル
を
周
知
徹
底
！

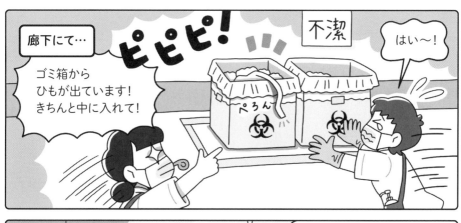

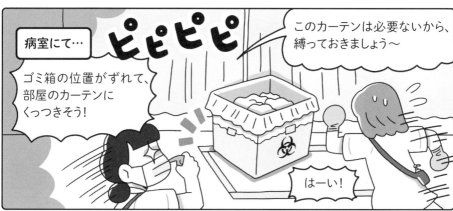

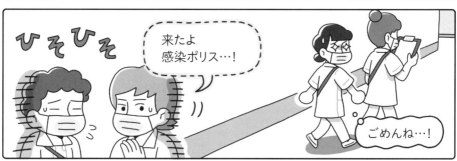

看護科長は常にスタッフの行動をチェックし、毎日病棟内の
ラウンドを行いました。ラウンドは当初「感染ポリス」とも呼
ばれ、スタッフから厳しすぎるという批判も受けました。確
かに、常に監視されている状況は強い緊張を強いられたと
思います。でも、「とにかく感染者をこれ以上増やしてはい
けない！」という思いからの行動でした。

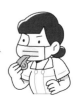

感染対策の教育を進めた

🔵 看護科長がPPEの着脱練習を行い、スタッフに指導した

　院内感染が明らかになった後、すべての業務はPPE装着で行いました（コホーティング、ゾーニングがされてからは、徐々に陰性患者さんへの対応はPPE不要に変更）。PPEの着脱において、意外に難しいのが「外し方」です。PPEを外す時、PPEの外側は汚染されています。外側に触れずにPPEを外す方法を、まず看護科長が練習しました。

❶ アウター手袋を外す

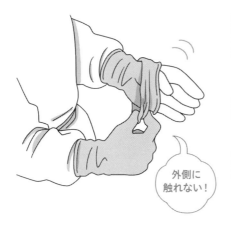

アウター手袋の開口部をつかみ、表側を巻き込むように反転させながら外す

▼

アウター手袋を廃棄する

▼

逆側も同様に外し、廃棄する

外側に
触れない！

この後、別の業務を行う時は、新しいアウター手袋を装着する前にインナー手袋の上から手指消毒を確実に行う

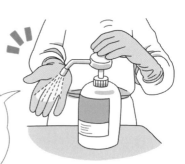

アウター手袋の
ピンホールから
インナー手袋も
汚染されていると
考え、確実に！

Chapter **5**

感染対策の確立──起こさない、広げないためのルールを周知徹底！

❷ シューズカバーのひもをほどき、キャップを外す。

シューズカバーのひもをほどく

▼

手指消毒

▼

キャップの内側を中に巻き込むように
しながら外し、廃棄する

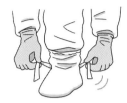
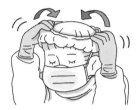

❸ 長袖ガウンを脱ぐ

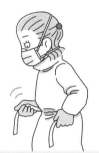

❶ 腰ひもをほどく

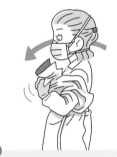

❷ 前方に引っ張り、ガウンを外す

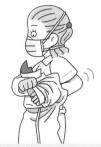

❸ 袖から手を抜く

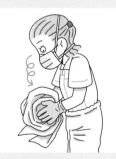

❹ 外側に触れないようにしながら丸
め、廃棄する

❹ 防水ズボン、シューズカバーを脱ぐ

汚染された外側が内側になる
ようズボンを下ろし、シューズ
カバーと一緒に脱ぐ

▽

小さく丸めて廃棄する

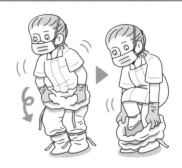

❺ インナー手袋を外す

アウター手袋と同様に外側に触
れないように外し、廃棄する

▽

手指消毒

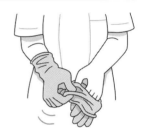

❻ マスクを外す

サージカルマスクを
外側に触れないよ
うに外す

▽

N95マスクの首の
後ろのゴムバンド
を外す

▽

頭頂部のゴムバン
ドを外す

▽

マスクを顔から外
し、廃棄

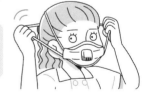

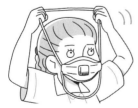

▶ 手指消毒

　PPEを外す際のポイントとして、「外側の汚染された部分に触れないように」「外側に触れてしまったら、必ず手指消毒」を徹底しました。

　捨て方にも注意が必要です。ハザードボックスがすぐにいっぱいになってしまうので、できるだけ小さく丸めて捨てるようにしました。

　また、ハザードボックスがあふれそうな時、上からおさえると中の汚染された空気を浴びてしまいます。おさえつければまだまだ入るのでついやってしまいがちですが、とても危険です。ゴミが8割のところまで溜まったら、交換するようにしました。

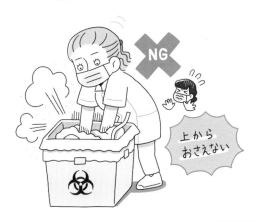

NG

上から
おさえない

PPEを外す時は感染リスクが高い場面ですが、つい気がゆるんでしまいがちです。基本的なことであっても、管理者がきちんと実演して説明し、その後も正しくできているかを時々チェックする必要があります。

手指消毒のタイミングと方法を再確認、徹底した

　すべての職員に個人用手指消毒剤が配布されていました。手指消毒のタイミングとして、5モーメンツ（WHOが提唱した、手指衛生が強く求められる行為・行動5種類）に加え、ドアに触れる前後、首から上に触れた後に消毒を徹底するよう指導を行いました。

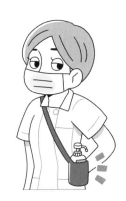

手指消毒のタイミング

　5モーメンツとは、患者と直接接触する行為・行動5種類を指し、手指を介した感染を予防するため、このタイミングで必ず手指衛生（手洗い、手指消毒）を行うとされています。

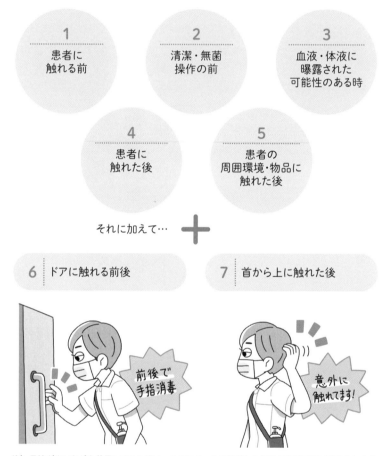

| 1 患者に触れる前 | 2 清潔・無菌操作の前 | 3 血液・体液に曝露された可能性のある時 |

| 4 患者に触れた後 | 5 患者の周囲環境・物品に触れた後 |

それに加えて…　＋

| 6 | ドアに触れる前後 |　| 7 | 首から上に触れた後 |

前後で手指消毒

意外に触れてます！

注）長袖ガウンなどを着用している時は、ユニフォームに装着した個人用の消毒剤は使えないため、病室内などに置かれている消毒剤を使用しました。

考えながら行動することはとても難しいことですが、常に「ウイルスはどこにでもいる。自分の手にも触れた場所にもいる。人にうつさない、自分がうつらないために手指消毒をする」という意識で行動するよう伝えました。

こんな
ことが
起こった！

感染しない、広げないための ルール作りを行った

🕙 清潔区域維持のためのルールを決め、習慣づけていった

病棟だけなく院内すべての場所で、次のようなルールが示されました。

触れたら消毒！ 触れる機会を減らす！

- トイレやドアの両面など手を触れる場所には手指消毒剤を置き、触れた前後で消毒する。
- 電子カルテのそばやテーブルの上には環境用除菌クロスを置き、使用前後に拭く。
- ドアや収納の扉、手すりなどの高頻度接触面を中心に清拭を頻回に行う。
- ドアや収納の扉を開けておく、閉めておくなどの区別をする。

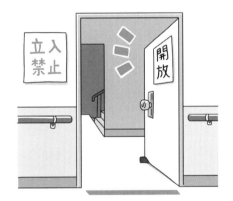

触れる頻度が高いドアはできるだけ開けておきました。
換気の意味でも、コンタクトポイントを減らす意味でも開放しておいたほうがよいという判断です。
陽性患者さんや、陽性が疑われる患者さんの病室やプライバシーを守る必要がある場所、防犯面で必要がある場所は閉めておきました。

ゴミやリネンの扱いには特に注意が必要！

- ゴミの処理方法を徹底する。ゴミを汚染区域から清潔区域に持ち出す際は、清潔区域でビニール袋の中で受け取り、封をして廃棄する。
- 汚染区域のリネンもゴミなどと同様、室内でビニール袋に入れたものを清潔区域でビニール袋に受け取り、ビニール袋を二重にした状態で廃棄する。
- ゴミ箱、ワゴンなどは付着した汚染が環境に付かないよう、壁から離して設置する。床面に目印としてテープを貼り、位置を固定する。

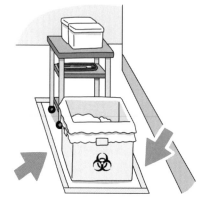

その他

- トイレの後は、20秒間以上、丁寧に手洗いをする。手順を示したポスターも掲示。
- 病棟の患者さん用のポットは撤去。外来の自動血圧計、水飲み場も使用禁止。

ちょっとした看護部内での打合せでも、打合わせ前後にクロスで机の上を拭くのは当たり前の習慣になっています。

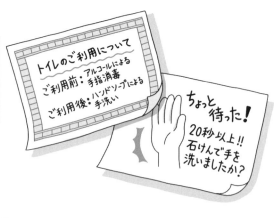

トイレのご利用について

ご利用前：アルコールによる手指消毒

ご利用後：ハンドソープによる手洗い

ちょっと待った！
20秒以上!!
石けんで手を洗いましたか？

📋 職員の感染予防のためのルールを作り、お互いにチェックした

- 仮眠室は病棟内から外来ブース（清潔区域）に移動。
- ナースステーションではペットボトルの水分摂取のみ可能で、食事やおやつをとるのは禁止。
- スタッフが食べることができるのは職員食堂のみ。席は対面にはならず座席も間隔を空ける。
- 部署ごとに食堂の使用時間を制限（感染者が多かった時期のみ）。
- 食事の際のルールを決めた。

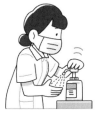

① 手指消毒後、食事を持って席に着く

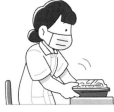

② 使用していたマスクは外し、専用のゴミ箱に廃棄する

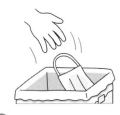

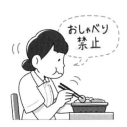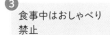

おしゃべり禁止

③ 食事中はおしゃべり禁止

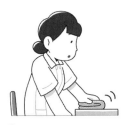

④ テーブルと椅子を拭いて片づける

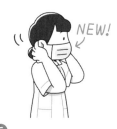

NEW!

⑤ 新しいマスクを着けて出る

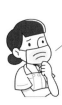

当初は、食事の際も多職種による持ち回りで「見張り番」をしました。楽しいはずの食事時間はシーンと静まり返り、テレビの音だけが響いています。はじめのうちは違和感がありましたが、今ではそれが当たり前の日常となっています。

病棟内の環境ラウンドは毎日実施！

◎ 病棟内のラウンドで感染対策の確認をした

　ルール通り適切な感染対策が取れているかを確認するため、1日2回、看護科長2名で病棟内のラウンドを開始しました。医師への指摘事項が多いため、途中からは医師1名も参加してもらいラウンドを継続しました。

　病棟内のラウンドでは、次のような点について確認し、正しくできていなければ指導を行いました。

PPEの装着

- PPEを正しく装着しているか。
- マスクは正しく着用しているか（マスクから鼻が出ていたり、マスクを顎にかけていないか）。

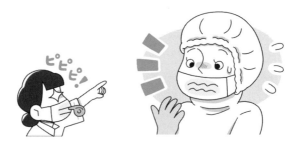

- 手袋やガウンは病室に入る直前に装着しているか。
- 長袖ガウンやマスクの着用時に髪の毛を直す、顔に触れるなどしていないか。
- PPEを装着したまま電子カルテを操作したり、歩いているスタッフがいないか（手袋に付いたウイルスをあちこちに広げる可能性がある）。
- 長袖ガウンや長袖エプロンを着用せずに廃棄物を運ぶ場合には台車を使用しているか（抱え込む場合は長袖ガウンか長袖エプロンを着用）。
- PPEを脱ぐ時や捨てる時に、汚染された面に触れていないか。

PPEの保管

- PPEは必要なものが正しくセッティングされているか。
- 病室前のPPEは決められた通りドアノブから離れた位置に配置されているか。

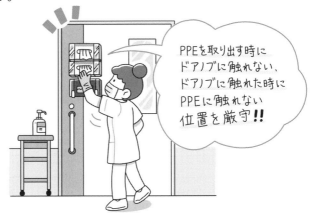

PPEを取り出す時にドアノブに触れない、ドアノブに触れた時にPPEに触れない位置を厳守!!

ゴミ

- ハザードボックスがいっぱいになっていないか（8割で交換）。
- ゴミ箱から廃棄物がはみ出していないか。
- 清潔・不潔の区別が守られているか、廃棄方法は正しくされているか。
- ゾーニングされたワゴンやゴミ箱などが清潔区域との境界ラインからはみ出していないか。

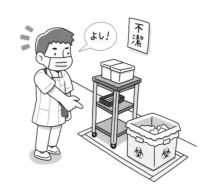

よし！

不潔

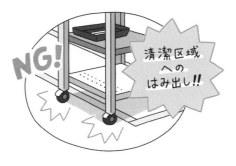

NG!

清潔区域へのはみ出し!!

整理整頓

- 廊下の棚などに不要な物品が置きっぱなしになっていないか（置いてあると掃除ができない）。
- 洗面台などの水回りに私物などの物品が置かれていないか（水回りは不潔になりやすい）。

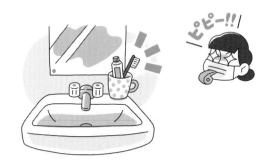

その他

- 手指衛生が正しく行えているか（ドアノブを触る前後などに手指消毒をしているか）。
- ドアの開け閉めがルール通りにされているか。

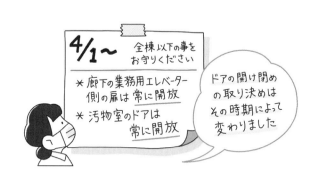

院内のルールは毎日、時には数時間で変更になることもありました。変更内容についてはラウンドする際に直接伝えたり、クロノロジー（→p.88）に記載するなどしました。

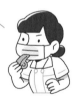

こんな
ことが
起こった！

これ以上感染者を出してはいけない、という思いがとにかく強かった！

🌀 それでも対応に迷うことはあった…

感染対策のルールは確立されていきましたが、状況は日々変わり、想定外の出来事も起こります。適切な対応がわからない場面も少なくありませんでした。

陽性の認知症患者さんが病室から出てきてしまう！

PCR検査で陽性となっていた認知症患者さんが、何度も病室から出てきてしまうことがありました。病室から出られないことを忘れてし

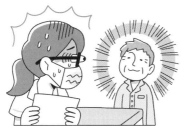

まうため、対応に苦慮しました。

職員の数が足りない中で、ずっとその患者さんに付いていることはできません。病室を出ようとするとわかるようにフットコールを使用するくらいしか対応ができませんでした。

陽性患者さんの急変対応にPPE装着が間に合わない！

重症者用の病室の陽性患者さんが急変し、PPEを装着していたら救命に間に合わないため、看護師がPPEを装着せず、サージカルマスクと手袋のみ着用して処置に入ったことがありました。

患者さんは救命できましたが、陽性患者さんにPPEを装着せずに対応したため、看護師は1週間の出勤停止となりました。スタッフが不足している中、勤務調整がさらに大変になりました。

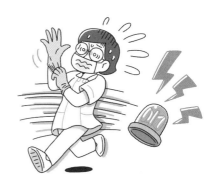

🌀 リスクがあれば安全な方を選択した

　出勤停止とするかなどの対応に迷う時、当院では片方の選択肢に感染のリスクが少しでもあれば、安全な方を選択しました。その選択は、時に過剰と思えるくらいでした。アウトブレイクが起きている最中に最も優先したのは、患者さんからもスタッフからも絶対にこれ以上感染者を出してはいけないということだったからです。

　体調不良や濃厚接触が疑われるとすぐに出勤停止となるため、スタッフの数は減っていきます。その分、業務を背負うスタッフへのしわ寄せは大きく、その負担は増え、様々なストレスを抱えることになりました。

　感染防止策を何よりも優先するか、スタッフの負担とのバランスを考慮して感染防止策を少しゆるめるか、施設によって考え方は様々です。ただ、非常時だからこそ強い指示系統を1本化し、ぶれずにその時々の方針を明確にすることはとても大切であると思います。

「こうしなければならないのはなぜ?」「いつまでこんなことが続くんだろう」などのスタッフの小さなもやもやは少しずつ蓄積し、何かの拍子に爆発する可能性があります。管理者がスタッフの疑問や不満の1つひとつに向き合い、そのつど解決し、納得してもらうことが感染症との長い闘いには重要であると思います。

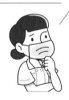

業務効率化のための工夫 ❶　陰部洗浄を簡便に！

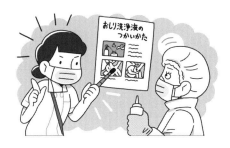

　PPEを着用したままケアを行うことは、かなりの体力を消耗します。中でも、石けんを泡立て、洗い流し、拭き取って…と手数の多い陰部洗浄は必要物品も多く、感染に気をつけながらの作業になるので大変です。

　当院では通常、陰部洗浄は患者さん個人の石けんを使用し、陰部洗浄用のボトルで洗浄する方法で行っていました。陽性患者さんが多くなってからは、ボトルを使用せず紙コップに入れたお湯で流し、使用後は破棄していました。石けんは泡や液体、固形など様々でしたが、紙コップに入る量のお湯による洗浄では不十分なこともありました。しかも、清潔ケアは主に病棟勤務ではないヘルプスタッフが行う業務となっていたのです。

　そこで手技を標準化し、洗い流し不要の洗浄剤（ライフリーおしり洗浄液Neo）を急遽導入しました。陰部洗浄ボトルに洗浄液を準備してからケアに回り、終了後はボトルをベッドバンウォッシャーにかける方法です。ベッドサイドで石けんを用意したり泡立てる必要もなく、たっぷりの洗浄液で洗い流すだけで洗浄できます。

　新しいケア方法への切り替えの際には、スタッフ全員にその手技を周知する必要があります。当時は全員が多目的室でPPEを着用していたので、着替えの時間を使って使用法について簡単な説明をしました。また、使用方法の説明ポスターを、着用チェックで使う鏡の横や、クロノロジーの横など目につく場所に貼りました。

　周知徹底に努めた結果、この方法が標準化され、陰部洗浄の負担が減りました。スタッフからは、保湿効果もあるのでスキンケア効果も期待できる、香りもよいと好評でした。

業務効率化のための工夫❷ 高吸収パッドの導入

　排泄ケアは看護師にとって身近なケアです。おむつ交換を1日に7〜10回行うことは当たり前のこととして習慣化されており、新しい考え方や方法は周知されにくいと感じていました。そのため、院内感染が起こる前から、業務負担の軽減のため、おむつ交換の回数を減らす計画が立てられ、少しずつ取り組んでいました。トライアルでは、高吸収パッドを使用することでおむつ交換を1日3回に減らすことができた患者さんもいたのです。

　しかし、アウトブレイクにより、大きく状況は変わりました。少しでも看護業務を縮小できないかと検討する中で、準備不足ではありましたが、急遽、高吸収パッドを導入することにしました。

　製品について正しく理解してもらわなければ、どんなに優秀な製品でも使いこなすことはできません。陰部洗浄用に導入した洗い流し不要の洗浄剤の説明（→p.69）とともに、スタッフがPPEを装着する時間を使って説明をすることにしました。水を800mL吸収させたパッドを展示、説明も行い、説明のポスターも目に付くところに貼りました。

　しかし、混乱の中で新しいことを取り入れるのは、難しかったようです。吸収機能とともに単価が上がった製品ですが、期待するようなおむつ交換回数の減少につなげることはできませんでした。コミュニケーションを取るのも難しい多忙な業務の中、カンファレンスや看護計画の立案、修正などを十分にすることもできませんでした。スタッフはいつも通りの方法を踏襲することの方が、安心で安全だったのだと思います。

　それでも、トライアル使用をした病棟では、製品の使い方を理解しているスタッフも多く、少しずつ効果が現れてきているようです。

　排泄ケアにおいて、高機能のおむつを使うことだけではケアの向上にはつながりません。スキントラブルを起こさないケア、ポジショニング技術の向上、安眠を確保するケアなど広い視野で取り組んでいかなくてはならないと考えています。

Chapter

6

看護科長の役割

スタッフには、患者さんのケアに
集中してもらいたい！

感染リスクの高い状態での業務は、通常よりも手がかかります。
人員も不足し、新たな業務も増えました。
看護スタッフに通常の看護・ケアに集中してもらうため、
特に感染リスクの高い業務は看護科長で分担することにしました。
看護科長の身体的・精神的負担は、日に日に重くなっていきました。

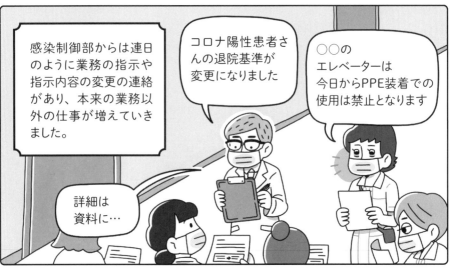

感染制御部からは連日のように業務の指示や指示内容の変更の連絡があり、本来の業務以外の仕事が増えていきました。

コロナ陽性患者さんの退院基準が変更になりました

○○のエレベーターは今日からPPE装着での使用は禁止となります

詳細は資料に…

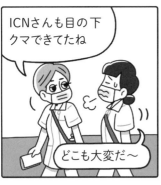

ICNさんも目の下クマできてたね

どこも大変だ〜

さて！ 今日やることの役割分担決めましょうか

はーい！

陽性の結果が出た○○さんが本日転棟となるので…

テキ

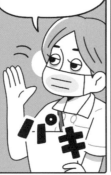

ご本人への説明は私からしておきます。荷物の移動などは10時過ぎから…

パキ

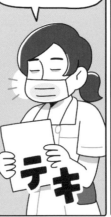

私もその時間に入ります！

テキ

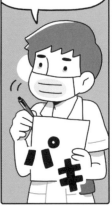

退室後の清掃は私の方でやります

パキ

Chapter **6**

看
護
科
長
の
役
割
――
ス
タ
ッ
フ
に
は
、
患
者
さ
ん
の
ケ
ア
に
集
中
し
て
も
ら
い
た
い
！

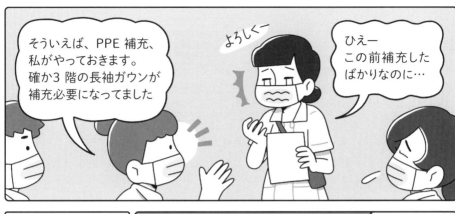

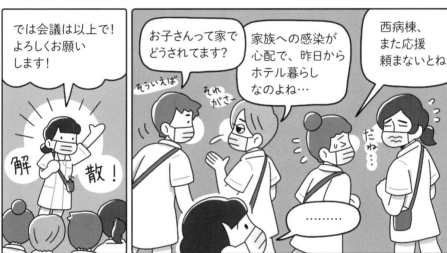

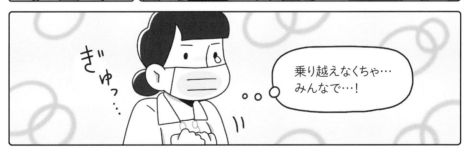

看護科長が業務を背負いすぎてしまった面もあったかもしれません。管理者がすべてを背負うのではなく、スタッフにある程度仕事を割り振るという方法もありました。でもこの時は、看護スタッフには患者さんの看護に集中してほしいという思いが強く、これが最善の方法に思えました。

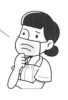

看護スタッフには、通常の業務に集中してもらいたい！

陽性患者さんの転棟は万全の感染防御をしながら

コホーティングに伴い、数名の陽性患者さんを転棟することになりました。転棟は陽性患者さんに直接関わる業務のため、感染リスクは高くなります。看護科長が中心となってその業務を負うことにしました。初回の転棟は多くの患者さんを一度に移動するため看護科長だけでは人員が足りず、医師やコメディカルにも協力してもらいました。

患者さんの移動

長袖ガウン、N95マスク＋サージカルマスク、手袋、アイシールド（またはフェイスシールド）を装着、足元はシューズカバーで覆い、完全防御態勢で患者さんの移動を介助しました。

患者さんの荷物の移動

陽性患者さんの病室内では、すべてのものにウイルスが付着していると考えました。着替えや布団は病室内でビニール袋に詰め込み、廊

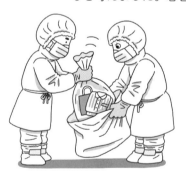

下でもう1人のスタッフが別のビニール袋に入れ、受け取りました。貴重品は患者さん本人に管理をしてもらいました。

移動時には別のスタッフが各エレベーターホールで待機し、エレベーター操作を行いました。その後、患者さんが触れた場所を環境除菌・洗浄剤（ルビスタ®）で拭き上げました。

転棟後の消毒・清掃

移動に使用したワゴン、ストレッチャー、車いすはルビスタ®で拭き上げました。

転棟後は、ベッド、床頭台、オーバーテーブル、ベッドライト、保冷庫、洗面台、トイレの壁など、普段の清掃では行わないところもル

ビスタ®で拭きました。カーテンなど直接拭けない場所には、噴霧器でルビスタ®を吹きかけました。

◉ 病棟全体の患者さんの体温の変化を管理した

全病棟の患者さんの体温を看護管理室で把握し、体温の上がり下がりが顕著な場合は感染を疑い、感染制御部に報告しました。

急激に熱が上がる、逆に体温が極端に低い、などがあると、「あれ、もしかしたら…？」と考えました。実際に検査をすると陽性となることは珍しくありませんでした。

◉ 退院時も通常とは異なる対応が必要になった

退院時の対応も通常とは異なる業務が加わったため、看護科長と地域連携医療センターの看護スタッフが行いました。

陽性から陰性化した患者さん、一度も陽性になっていない患者さんについてもウイルスを持ち帰ってしまうリスクを考え、荷物はすべてルビスタ®を噴霧し、ビニール袋で梱包しました。退院時は病棟内ではなく1階の救急外来前（病院の外）で、退院後の荷物の取り扱いや健康管理について説明しました。

退院後の荷物の取り扱い方法

荷物はビニール袋に入れたまま持ち帰り、着替えなどは家族のものと分けて洗剤を使ってお湯で洗濯をするなど、持ち帰った荷物の取り扱い方法を説明しました。

退院後2週間の健康管理方法

保健所からの退院後の説明文書を渡し、内容を説明しました。また、「新型コロナウイルス感染症患者の接触者における健康観察票」を渡し、体温と体調などを2週間チェックし、終了後保健所へ送付することを説明しました。

患者さんの退院後は、陽性患者さんの転棟時と同様にベッド周り（床、壁、カーテン、ベッド、床頭台、トイレなど）すべてについて、消毒薬を使用し清掃しました。

陽性患者さんのエンゼルケアや
お見送りの難しさに直面した

🔘 火葬場や葬儀屋の遺体の引き取り拒否も

　院内感染が明らかになった当初は、一部の火葬場や葬儀屋から遺体の引き取り拒否がありました。一時期は遺体が複数、院内の遺体安置所に待機する状況があり、まさに災害現場のようでした。ご遺体は専用の納体袋に入れられた状態で安置されました。

　亡くなる直前までケアをしていたスタッフが、その状況を目にすることで受ける精神的なダメージは大きいと考えられました。さらに、体液を介して感染する可能性があると考えられたため、通常とは異なるケア方法に慣れていないスタッフが行うのは感染リスクが高く、また納体袋のご遺体を間違えないように管理するためには、スタッフが中途半端に関わることが危険だと判断しました。そのため、エンゼルケアやご遺体管理も看護科長がすべて対応することにしました。

　ご遺体を扱う業務に携わるのは科長の中でも数名に限定するか、科長たち全員で業務を分担するかについては、議論がありました。アウトブレイクが起きている中で行われるエンゼルケアが、それだけ特殊な業務だったのです。

スタッフの負担を減らすために、身体的・精神的負担の大きい業務を、特定の科長が担いました。しかし、負担が大きい業務であるからこそ、みんなで協力して乗り越えていく体制を作っていくことが大切だったと思います。

ⓐ エンゼルケアも感染対策を行いながら

　ご遺体の管理だけでなく、患者さんのご家族への対応、葬儀屋への連絡なども行いました。その他、葬儀屋への遺体引き取り順番の管理、お見送り（出棺）などを行いました。

　陽性患者さんに行うエンゼルケアは、通常とは全く違った対応となりました。ビニール袋に熱いお湯と洗い流し不要の洗浄剤を入れ、不織布のガーゼで清拭、陰部洗浄を行いました。浴衣は病院で新しいものを用意しました。メイクは使い捨てのメイクセットが用意できていなかったため、行いませんでした。

　その後、ご遺体は専用の白い納体袋へ入れて霊安室まで運びます。死亡後は感染リスクが減少するともいわれていますが、ベッド周辺の環境や持ち物などからの感染の危険性も考えられるため、私物の整理などを含むすべての業務は、フル装備のPPEを装着して行いました。

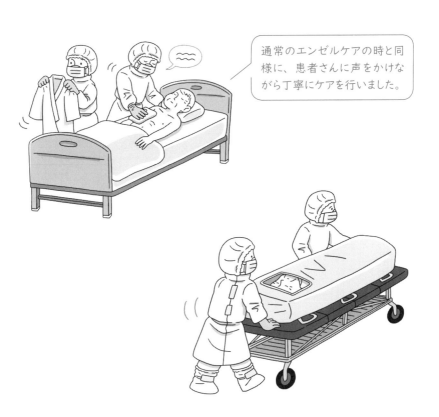

通常のエンゼルケアの時と同様に、患者さんに声をかけながら丁寧にケアを行いました。

お見送りも科長たちだけで

　院内がコホーティングされ感染対策が落ち着いてきた時期から、「エンゼルケアやお見送り（出棺）をしたい」という声が看護スタッフから聞かれるようになりました。自分たちが看てきた患者さんに最後まで対応したいという気持ちが強くなってきていたのだと思います。せめて出棺の時にお別れができたらよかったのですが、PPEを装着した状態で業務をしていた時には、簡単に病棟から離れることはできませんでした。いつものようにお見送りすることも簡単ではなかったのです。ご家族にすら、病院に迎えに来ていただくことはできませんでした。

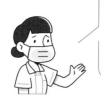

当時様々な検討をして決めたことですが、ご遺体の管理とエンゼルケアすべてを科長が行うという判断が適切であったのかはわからないままです。

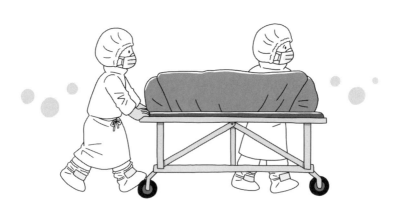

Chapter ❻

看
護
科
長
の
役
割
―
―
ス
タ
ッ
フ
に
は
、
患
者
さ
ん
の
ケ
ア
に
集
中
し
て
も
ら
い
た
い
！

こんな
ことが
起こった！

看護スタッフの健康管理と
勤務調整に追われた！

👀 看護スタッフの毎日の健康観察、検査、指示…

　看護スタッフには出勤前の検温と健康観察を義務付け、発熱などの症状があればすぐに申告をしてもらうようにしました。感染が疑われる症状があれば出勤停止とし、保健所に検査を依頼しました。連日の看護スタッフへの連絡など、常に対応に追われました。

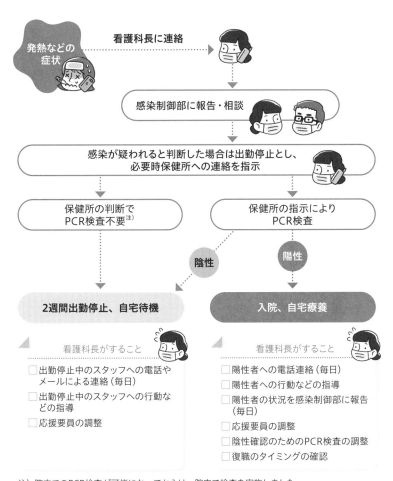

発熱などの
症状

看護科長に連絡

感染制御部に報告・相談

感染が疑われると判断した場合は出勤停止とし、
必要時保健所への連絡を指示

保健所の判断で
PCR検査不要[注]

保健所の指示により
PCR検査

陰性　　　　　**陽性**

2週間出勤停止、自宅待機　　　**入院、自宅療養**

看護科長がすること

- ☐ 出勤停止中のスタッフへの電話やメールによる連絡（毎日）
- ☐ 出勤停止中のスタッフへの行動などの指導
- ☐ 応援要員の調整

看護科長がすること

- ☐ 陽性者への電話連絡（毎日）
- ☐ 陽性者への行動などの指導
- ☐ 陽性者の状況を感染制御部に報告（毎日）
- ☐ 応援要員の調整
- ☐ 陰性確認のためのPCR検査の調整
- ☐ 復職のタイミングの確認

注）院内でのPCR検査が可能になってからは、院内で検査を実施しました。

出勤停止中・休職中の看護スタッフの不安を取り除く

　出勤停止中のスタッフ、陽性のために休職中のスタッフへの連絡は、事務的な対応で済ませられないことばかりでした。

　看護スタッフとメールで密に連絡を取ったり、電話で直接声を聞き、毎日心と身体の健康状態を確認している科長もいました。

陽性患者の濃厚接触者として自宅待機となったスタッフ
症状もなく、検査も陰性なのに、2週間休みを取らなくてはなりませんでした。テレビで永寿総合病院の報道を見るたびに、この状況で休まざるをえない自分がもどかしく、申し訳ないという気持ちが強くなりました。

PCR検査陽性となり、自宅療養となったスタッフ
入院ができず、自宅療養するしかありませんでした。未知のウイルスに感染してしまったのに入院治療を受けられず、とても不安でした。陰性確認のPCR検査でなかなか陰性化しないことで、さらに精神的に不安定になりました。

電話をかけるたびに声が小さくなり、精神的に追いつめられているようで心配になることもありました。不安をできるだけ和らげようと、直接会って話を聴いたり、声をかけたりしました。

業務内容について、看護スタッフの意向調査を行った

　院内感染が広がり始めた当初は、看護科長がスタッフ1人ひとりの業務についての希望に耳を傾ける時間が十分にはありませんでした。出勤停止になった部署の看護師をどう補充するかが第一優先とならざるをえなかったからです。

　院内のコホーティング、ゾーニングがされ、少し状況が落ち着いてきた頃に、看護スタッフに意向調査を実施し、希望に沿った場所で勤務をしてもらうようにしました。

　意向調査は複数回にわたって行いました。1回目の意向調査では、看護スタッフに次のようなことを聞きました。

Chapter **6**

看
護
科
長
の
役
割
│
ス
タ
ッ
フ
に
は
、
患
者
さ
ん
の
ケ
ア
に
集
中
し
て
も
ら
い
た
い
！

> どのような業務を希望しますか？
> ①どこでも勤務可能
> ②コロナ陽性患者がいない場所での勤務を希望
> ③休みを希望
> ④子どもをみてもらえないなどの事情から出勤できない

　最初の意向調査の後、「休むか休まないか」「陽性患者さんを看ることができるかできないか」で配属を決めました。陽性患者さんのケアに関われない、あるいは休みを希望する理由としては、「家族に反対されている」「家族に感染させるのが怖い」「小さな子どもや要看護・介護の家族がいる」「家族の職場から要請があった」などがありました。

　その後何度かの病棟再編成が行われ、結果的に、意向調査と科長との面談により、スタッフ全員がほぼ希望通り（第三希望まで）の部署勤務となりました。

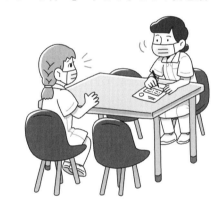

⑥ 業務内容を見直し、減らせる業務を減らす！

　看護スタッフに陽性者が出ると、同じ病棟のスタッフは濃厚接触者として出勤停止となります。病棟は感染対策で業務が増えた上に、多くのスタッフが出勤できないという状況になりました。そのため、人員の確保、業務内容の見直しが必要となりました。

応援要員の調整

　患者の受け入れを中止していた外来、手術室、救急の看護師に病棟での業務に入ってもらいました。慣れない場所で知らないスタッフ同士で仕事をするストレスは大きかったはずです。物の配置ひとつとっ

ても、勝手が違います。しかもすべての業務は感染管理をしながら行わなければならないのです。

他の部署の看護師も応援に入ってくれました。この時の連携で、後に看護師が退職しマンパワー不足の病棟への応援にもすぐに駆け付けてくれました。思わぬところで、その後につなぐことができました。

業務内容の見直し

看護スタッフの業務状況を見ながら、下記のような点について業務内容の見直しと簡素化を図りました（→p.20）。

- 記録の簡素化
- 入院時のチェックリスト・アセスメントシートなどの書類を一部省略
- 持参薬持ち込み中止による薬剤業務の削減

電子カルテ入力業務の見直しも行いました。記録物の量を減らしていくことが、業務の負担軽減につながりました。

多職種への業務の移行

陽性患者病棟では、病棟看護師でなくても実施できる業務を選別し、多職種のヘルプ部隊へ移行しました。

- **環境整備（病室内）** ➡ 手術室看護師、外来看護師、陽性患者に関わらない看護師、コメディカルなど
- **1日2回の環境清掃（廊下や手すりを含む）** ➡ コメディカル、臨床工学技師、検査技師、リハビリスタッフなど
- **病室内のゴミ処理・梱包** ➡ 病棟看護師、コメディカルなど
- **病棟から地下へのゴミ搬送** ➡ 事務職員など

Chapter **6**

看
護
科
長
の
役
割
ー
ス
タ
ッ
フ
に
は
、
患
者
さ
ん
の
ケ
ア
に
集
中
し
て
も
ら
い
た
い
！

- **リネン交換** → 手術室看護師、外来看護師、陽性患者に関わらない看護師
- **清拭** → 手術室看護師、外来看護師、他病棟からの応援看護師

コホーティングが進んでからは、他職種にお願いしたのはPPEの作製や清掃業務・物品の搬送などで、病棟の業務は看護部だけでサポートチームを作って対応しました。

実は科長にもケアが必要だった…

　看護科長にもベテラン・中堅・若手がいます。背負うことのできる業務量にも差が出るのは、仕方がないことです。でも次々と増えていく業務をこなしながら、科長たちがピリピリ、イライラしてしまうこともありました。そんな時には話を聴く役割をする看護科長がいることで、雰囲気が和らぎました。お互いの愚痴を聴いたり、間に入って問題解決をしたり。クッションの役割になってくれる人がいることで、お互いが冷静になり、思いやりのある態度を取れるようになりました。

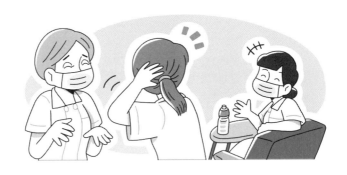

患者さんのお見送り「**全然知らない私ですみません**」

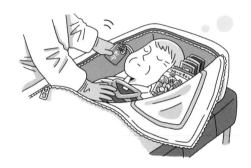

　アウトブレイクの中で、多くの患者さんをお見送りしなくてはなりませんでした。感染のリスクがあるため、亡くなった陽性患者さんのご家族は、患者さんと最後のお別れをすることもできませんでした^{注）}。

　ケアの前には患者さんのお顔を拝見し、「最後のお別れなのに、全然知らない私ですみません」と手を合わせました。患者さんの私物はすべて破棄しなくてはなりません（どうしても遺品として残してほしいというご家族には、消毒による多少の傷みについては了承を得た上で返却しました）。

　ベッドサイドに置かれた手紙、写真、お守りなどからはご家族の思いがうかがわれました。お菓子や飲み物、梅干しやふりかけなどのご飯のおともがあれば、最近まで食事をしていたことがわかりました。手帳には入院中のいろいろな思いが書かれていたのかもしれません。

　納体袋を閉める前には、できるだけ洋服、帽子、スカーフをかけたり、靴下をはかせたりしました。せめてお花の代わりにと思い、ベッドサイドのキャンディーやスナック菓子、写真、手紙などで飾りました。天国で困らないようにと杖や時計を入れたことで、後日火葬場より注意されてしまい、初めて金属を納棺してはいけないことを知りました。

　出棺時には看護師が納棺し、葬儀屋の担当者が蓋を透明ガムテープで目貼りしました。テープで止める際のビリビリという音が忘れられません。

注）「新型コロナウイルス感染症により亡くなられた方及びその疑いがある方の処置、搬送、葬儀、火葬等に関するガイドライン」（https://www.mhlw.go.jp/content/000653472.pdf）によれば、納体袋に入れた状態での面会は可能とされていますが、当院では感染リスクを考え、実施には至りませんでした。

Chapter

7

情報共有

日ごと、時間ごとに変わる
情報に対応する!

アウトブレイクが起きてから、
院内の状況は目まぐるしく変わりました。
陽性者の数、病棟の閉鎖、
会議や打ち合わせの予定、感染対策のルール。
共有すべき情報が毎日のように出され、更新されました。
災害時のように情報が錯綜する中で、
いかに正しい情報をタイムリーに伝えるか。
試行錯誤が続きました。

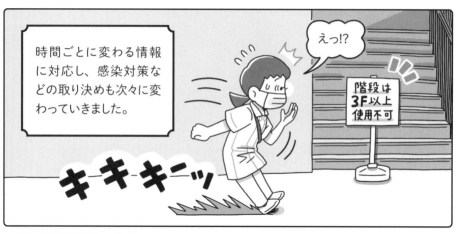

時間ごとに変わる情報に対応し、感染対策などの取り決めも次々に変わっていきました。

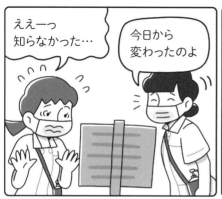

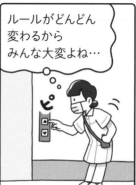

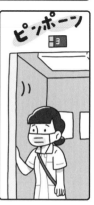

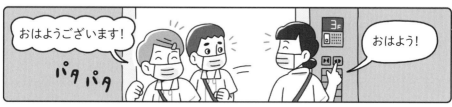

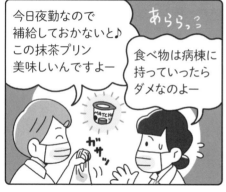

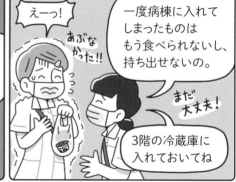

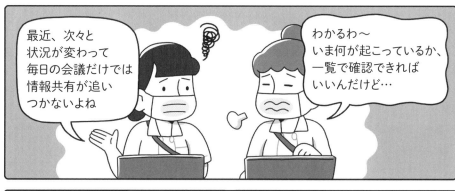

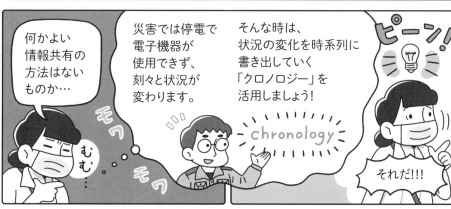

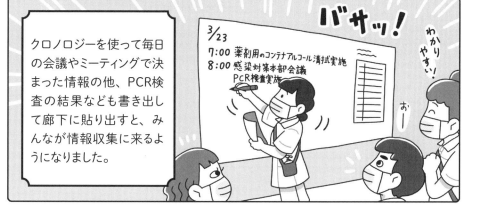

Chapter 7

当初は科長間での情報共有を考えてクロノロジーを使用したのですが、これが思わぬ効果を生みました。看護管理室前の廊下にクロノロジーを設置したことで、多くのスタッフの目にとまり、スタッフ間の情報共有ツールとしての役割を果たしました。

クロノロジーで「今」の情報共有を図った

🔵「今、起きていること」を書き出す

クロノロジーとは、起こった出来事を時系列に並べたものです。災害時などに常に変化する情報を書き出し、最新の情報を共有するために使われます。当院では防災訓練でも使われており、アウトブレイクの最中には情報共有のツールとして使用しました。

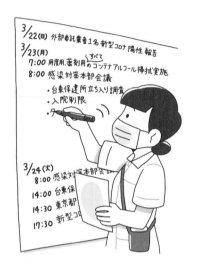

記載内容

- 毎朝・毎夕の感染対策本部会議の内容
- 看護部でのミーティング内容
- 業務変更内容
- 患者、職員のPCR検査結果
- 東京都やクラスター班などの情報

…など

クロノロジーは、当初ホワイトボードに記入していました。1日の情報量が増えるにつれてスペースが足りなくなったためライティングシートへと変更し、廊下の壁に貼るようになりました。

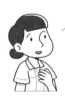

ライティングシートは静電気で壁に貼り付けることができ、ホワイトボードのように書いたり消したりすることができます。

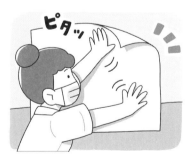

PCR検査陽性の情報も提示した

　患者さん、職員のPCR検査陽性者の情報も一覧表にして、常に最新の情報が見えるようにしました。

　陽性患者さんの情報は、現在の入院病棟に加え、転棟や転院などの転帰について記載しました。職員については、検査を受けた日付、部署（病棟）、検査結果を記載しました。

> 職員のPCR検査の結果は、検査日、部署（病棟）と検査結果を一覧で出していました。１日数十人以上も陽性者が判明した日もありました…。

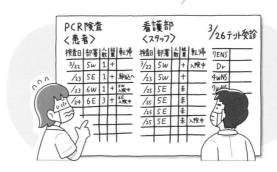

クロノロジーは多くの人の目につく場所に掲示した

　当初、クロノロジーは看護科長同士の情報共有の目的で、看護科長室の前の廊下に貼り出しました。看護科長室は職員食堂が近いため、そこを通った看護スタッフもクロノロジーに目を通すようになりました。

　また、看護科長室が医局への通過点にあったため、看護職員だけでなく医師も立ち止まり、クロノロジーを見ていくことが多くなっていきました。

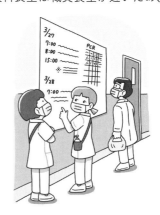

情報共有をしながら、協力体制を構築していった

🍘 毎日、夕方と朝の会議で情報を共有した

　管理者の情報共有は毎日夕方の会議で行われ、その後スタッフに通達されました。

夕方｜感染対策本部会議

感染制御部、院長、副院長、看護部長、副看護部長、事務長、検査科長が集まり、日々変化する情報や、それに伴い変更されるルール、職種ごとの役割分担などについて共有・検討

各科の診療部長も参加していたので、医師の協力も得られました。

朝｜全体ミーティング

翌朝、各所属長が多目的ホールに集まり、感染制御部が前夜の感染対策本部会議での内容を通達。その後、問題提起や当日の業務内容の伝達や応援要員の募集など

朝｜看護部科長のミーティング

朝のミーティングの内容伝達と、当日の業務内容と役割分担などについて通達・検討

［主な内容］
- 全体ミーティングの報告
- 感染状況報告
- リリーフスタッフの調整
- 各部署の問題提起
- 転床確認、転床での役割分担
- 業務軽減するための内容
- ラウンド結果報告

　最初の頃は、慣れない調整、業務分担の偏りなどで、業務の調整がうまくいかないことも少なくありませんでした。
　科長ミーティングを毎日実施することで、お互いの意見の不一致や不満、疑問、改善点、不明点などを出し合い解決していけたと思います。

🍽「聞いていない」「知らない」を防ぐために

スタッフとの情報共有は、クロノロジーや定例の会議だけではカバーしきれないこともありました。PPEの装着基準、退院基準などが日単位で変更される情報の典型でした。例えば、「人工呼吸器を使用している患者さんの病室への入室時は、サージカルマスク・長袖ガウン・手袋装着」→「エアロゾルが発生しているものと考えN95マスク・アイシールド・キャップも必要」など、細かなルールの変更は毎週のようにありました。

いつもと異なる病棟での業務に追われながら、さらに情報の目まぐるしい変更が繰り返される状況は、管理者にもスタッフにも大きなストレスになります。そのため、様々な方法で伝えるべき人にもれなく正しく伝わるように、電子カルテの掲示板の他、申し送りノートやホワイトボードなどアナログな情報ツールも使って同じ情報を繰り返し流しました。クロノロジーを写真撮影し、プリントアウトして各病棟へ配布したり、ラウンドの際に伝達したりもしました。

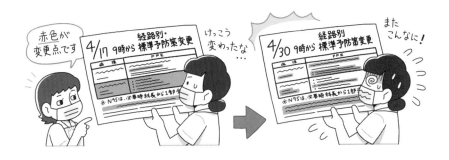

クロノロジーの活用、毎日のミーティングなどを行っていても、ルールや方針の変化が目まぐるしく、最新の情報を全員に伝達することはなかなかできませんでした。都や区からの指導内容も一致しないことがあり、現場のスタッフは混乱しました。

アウトブレイクから学んだことを支援に生かす

　当院のアウトブレイクが収束した後、東京都看護協会からアウトブレイクが発生した武蔵野中央病院への支援依頼がありました。病院に所属する看護師による他病院への支援は前例がなく、給与、待遇、出勤停止期間の休業補償についての問題などから、当初は難しいと考えられていました。しかし現場の大変さをわかっている看護師だからできることがあると考え、東京都、東京都看護協会、当院の間で法律違反にならないよう雇用契約など多くの問題を短期間で解決し、依頼を受けてから3日間で準備を整えて看護師4名を1週間派遣することができました。4名は不安を抱えつつも、みんな快く支援依頼を受けました。少しでも自分たちと同じ思いをしている病院の助けになるのなら、という強い思いからでした。

　武蔵野中央病院には、クラスター班、精神科の専門チーム、東京都看護協会から感染管理看護師（ICN）が看護管理者の支援として入っていました。当初私たちの支援は、アウトブレイクの発生した精神科病棟での日常生活援助でした。陽性者はすべて専門病院へ転院していきましたが、支援に入ってからも発熱者は増えていきました。

　支援先では、感染の疑いがある患者さんの病室の掃除方法、物品の管理、リネンの取り扱い、ゴミの管理などの細かなルールが具体的に出されておらず、混乱していました。急性期病院との違いに戸惑いながら、求めに応じて病棟内のゾーニング、スタッフ指導などの感染管理も行いました。支援に参加して初めて、自分たちがアウトブレイクの経験から感染対策について多くを学んでいたことを実感しました。

　4名は支援終了後、2週間の出勤停止、PCR検査陰性を確認してから、職場に復帰しました。後に武蔵野中央病院の師長さんからは「途方に暮れていた私たちに『コロナに立ち向かう勇気』を与えてくださいました」という言葉をいただきました。

　手探り状態で始まった支援でしたが、感染症対応という業務面だけでなく、支援先の看護師たちの精神的支援にもつながったのだと嬉しく思いました。この支援を手本として、現在は日本看護協会から全国に看護師派遣が行われるようになっています。

4月入職者対応―新卒看護師は別の病院へ

　4月に予定していた当院の新入職看護師は、既卒看護師16人、新卒看護師25人でした。しかし3月から4月にかけて院内で新型コロナウイルス感染症のアウトブレイクが起きてしまったことで、状況は大きく変わってしまいました。

　既卒看護師は即戦力となることもあり、病院が落ち着くまで自宅待機とし、自己学習を行ってもらうことにしました。

　医師やコメディカルなどの新入職者は6月から勤務に入りましたが、既卒看護師は、7月からの勤務開始としました。6月に病棟再編成をしたこともあり、看護部内の混乱を避けるためでした。

　16人中1人が就職を辞退されましたが、15人はそのまま就職し、今も一緒に働いています。あの状況の中、永寿総合病院で働くことを選択してくれた15人には、心から感謝しています。

　新卒看護師25人については、当院での採用は断念せざるをえませんでした。感染症対応で新人教育をする余力がなく、採用できない旨の案内を出しました。新人看護師にとって入職1年目は、病院での業務の流れを身につけるだけでなく、学生の時に学んできた看護を実践に落としこみながら考え、成長していく大切な時期です。その大切な時期を目の前の業務だけで忙しくさせるわけにはいかない、と考えました。

　5、6月の間に、採用取り消しとなった新人看護師たちの新たな就職先を探す必要がありました。自分で探すことを選択した人、連携先の病院へ受け入れてもらった人、人事課が探した病院に就職した人、地元に戻った人と様々でした。

　「どうしても永寿総合病院で働きたい、落ち着くまで待ってはダメですか」と泣きながら訴えた人もいたと聞きました。1年かけて面接をして採用を決めてきた側としては、感染症のアウトブレイクという想定外の出来事により入職してもらうことができないというやるせない気持ちと、一緒に働くことができず残念な気持ち、そして何よりも、当院で働きたいと思ってくれていた看護師たちに対して申し訳ない気持ちでいっぱいでした。

Chapter

8

患者さんとご家族への対応とケア

退院、転院、面会制限…
患者さんも大変だった！

感染の不安を抱えながら
通常と異なる業務に追われる看護スタッフと同様に、
患者さんも急激な環境の変化に戸惑い、不安や恐怖を感じていました。
退院ができない、病室からも出られない、ご家族の面会も禁止…。
ご家族と会えないまま、亡くなる患者さんもいました。
このような状況の中で看護師としてできることは何か。
私たちはこれからも、考え続けなければなりません。

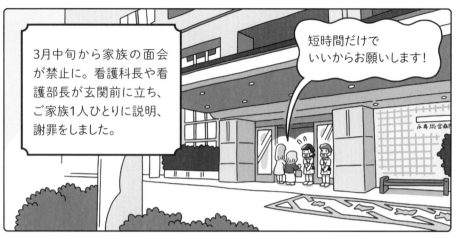

3月中旬から家族の面会が禁止に。看護科長や看護部長が玄関前に立ち、ご家族1人ひとりに説明、謝罪をしました。

短時間だけでいいからお願いします!

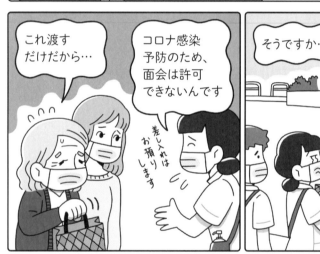

これ渡すだけだから…

コロナ感染予防のため、面会は許可できないんです

差し入れはお預りします

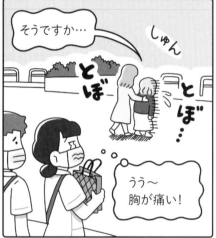

そうですか…

しゅん

とぼ とぼ…

うう〜胸が痛い!

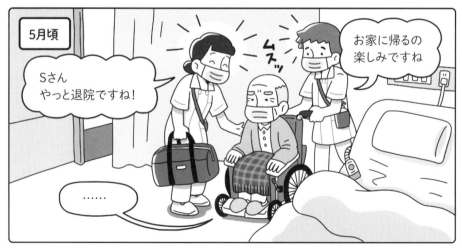

5月頃

Sさんやっと退院ですね!

ムスッ

お家に帰るの楽しみですね

……

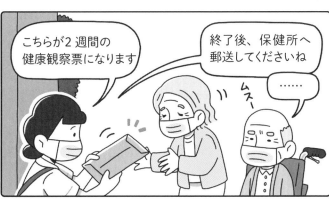

ご家族 玄関まで みえますよー

こちらが2週間の健康観察票になります

終了後、保健所へ郵送してくださいね

……

ムスー

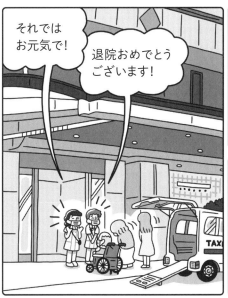

それではお元気で!

退院おめでとうございます!

TAXI

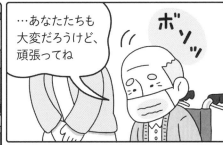

…あなたたちも大変だろうけど、頑張ってね

ボソッ

…!!

どうもありがとうございます

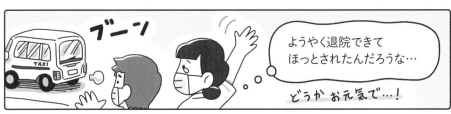

ブーン

TAXI

ようやく退院できてほっとされたんだろうな…

どうか お元気で…!

面会はもちろん、終末期の患者さんにもご家族は会うことができませんでした。ご家族のお看取りもなく、看護する側はやるせない気持ちになりました。

感染を広げないため、
患者さんの転院・退院を進めた

🔵 できるだけ転院の方針をとった

院内感染が明らかになってからは、で
きるだけ転院をしてもらうことにしまし
た。しかし受け入れてくれる病院が少な
く、早期に転院できたのは20名もいま
せんでした。感染すると重症化のリスク

普段の看護部の連携が
役立ちました。
患者さんを受け入れてく
れた病院には、後日お
礼に伺いました。

が高い血液内科の患者さんは、早い段階で数名転院しました。

看護部のつてを通じてでも協力病院を探すなどして、はじ
めは陰性患者さん、数日後には整形外科の手術待機患者さん
が転院しました。

新規の陽性患者さんが出なくなってからは、陰性確認者については
受け入れてくれる病院もありましたが、多くは個室が条件でした。患
者さんの経済的理由などにより、転院をしてもらうために個室差額を
当院が負担せざるをえないこともありました。

外来患者さんについては、当院受診後2週間は他院で受診を受け入
れてもらえない状態だったため、化学療法や輸血など必要な治療のあ
る患者さんには外来閉鎖中でも対応しました。

🔵 退院できない患者さんが多かった

PCR検査の結果が陰性でも、区や都、クラスター対策班の見解や方
針により退院できない患者さんもいました。患者さんやご家族からは、
「検査結果が陰性なのに、退院できないのはどうして？」という怒り
の声も寄せられました。東京都や保健所の指示のもとに退院は決定さ
れたため、一度退院が決定しても、方針が変わり直前になって中止に
なることもありました。

一方で退院が可能になっても、「家族がコロナにかかったらと思う
と、退院は受け入れられない」と言って施設を探すご家族もいました。
様々な事情により、多くの患者さんの退院が延期されました。

退院を延期せざるをえなかったAさん

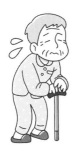

要介護状態だったが、在宅支援チームの介入により独居で生活していたAさん。尿路感染症のため入院していたが治療が終わり、PCR検査の結果は陰性。しかし退院調整のためにケアマネジャーに電話すると「訪問ヘルパーもデイサービスも退院後2週間経過しないと介入できないと言われ困っている」とのこと。なんのサービスも受けられないまま1人で2週間過ごすことは難しく、現状では自宅退院は困難と判断し、退院を延期した。

2週間の経過観察が必要となったBさん

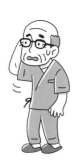

もともと自宅近くのクリニックで維持透析を受けていたBさん。腎不全悪化のため入院していたが状態が落ち着き、退院が可能となった。PCR検査の結果は陰性だったが、維持透析を受けていたクリニックに問い合わせたところ「退院予定日の2週間前から個室隔離をして、発熱がないことを確認してからでないと透析は受けられない」と言われた。個室に移動してもらい2週間経過観察、発熱などの症状がないことを確認し、ようやく退院となった。

　退院できる状況にもかかわらず、当院に入院しているということで退院・転院調整が進まないケースが増えました。高齢者の長期入院はデメリットの方が大きいため、治療が終了したら早期に退院することが望ましいことは、医療・介護関係者なら理解しているはずです。でも退院調整はなかなかうまくいきませんでした。それだけ新型コロナウイルスに対する恐怖心が強かったのだと思います。

日頃から地域の医療従事者とは顔の見える関係を築き、ネットワークを強化しておく必要性を強く感じました。何かあったら声をかけ合える、助け合える相手がいることはいざという時に強みになります。

ご家族の面会を制限した

面会制限の説明と謝罪に追われた

　新型コロナウイルスの流行が都内で広がり始めた頃から、院内への
ウイルスの持ち込みを防止するため、原則としてすべての患者さんに
ついて面会制限をせざるをえなくなりました。

　玄関前に面会禁止の案内を貼り出し、事務職員だけでなく看護部
長・看護科長も玄関に立ち、面会をお断りする事情の説明と謝罪をし
ました。面会制限に対して怒り出す方もおり、ひたすら頭を下げる
日々が続きました。

　当初は荷物の受け取りがある方、病状説明や退院前カンファレンス
の予定が入っている方などに限り、病棟に入ることを許可していまし
た。しかし荷物の受け取りで来院したご家族に短時間での面会を説明
しても、長時間戻らない方もおり、対応に苦慮しました。

　そのため、当院での院内感染が明らかになる前から、面会を全面禁
止としました。

ご家族が患者さんに会いたい気持ちはよくわかります。
でも面会をすることでウイルスを持ち込むリスクが高く
なり、入院して抵抗力が低下している患者さんを危険
にさらすことになるのに…という思いもありました。

ご家族と会えない、話せないまま
亡くなってしまう患者さんも

　面会が禁止となることで、特に長期入院が多い血液内科病棟の患者
さんやそのご家族は、大きな不安を抱えていたようです。高齢の患者
さんは携帯電話やスマートフォンなどを持っている方が少なく、ご家
族と話をする手段もありませんでした。

　そんな中、血液内科病棟では、ご家族と会えないまま状態が悪化し
て亡くなっていく患者さんが少なくありませんでした。陽性患者さん

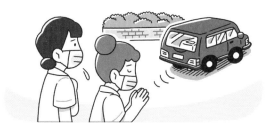

　の場合、火葬しなければご家族は面会ができません。つまり、ご家族はお骨になってからしか患者さんに会えなかったのです。

　そのような背景から、亡くなる前にほんの少しでもご家族に会わせてあげることができないか、と強く思ったのは、血液内科の看護師たちです。血液内科の看護師たちは緩和ケア科の医師や看護師たちと協力し、タブレット面会の導入、死亡確認面会、予約面会などの導入に率先して取り組みました。その2つの病棟から面会に関する新しい試みが開始され、うまく軌道に乗れば、他の一般病棟も開始していくという流れができつつあります。

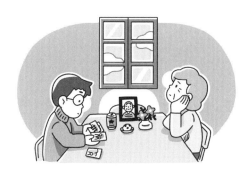

タブレット面会を導入した

⬤ ネット環境を整え、病棟ごとにタブレットを導入した

　対面での面会に代わる方法としてタブレット面会が検討されました。院内のWi-Fi環境を整え、各病棟に1台ずつ、患者さん用のタブレットを用意しました。スマートフォンを持っていない高齢患者さんや、病状などにより操作ができない患者さんもいます。患者さんだけではなく、ご家族も持っていない、使い方がわからない場合も少なくありません。介助が必要なタブレット面会にあたっては、看護師、または医師が対応しました。さらに、スマートフォンを使っていないご家族には外来に来ていただき、病院のタブレットを使用して面会ができるようにしました。タブレットは面会だけではなく、主治医によるご家族も含めた病状説明にも使用しています。

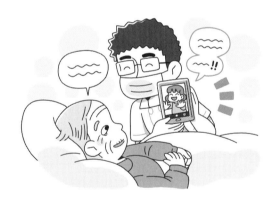

⬤ タブレット面会の課題も見えてきた

　緩和ケア病棟からスタートしたタブレット面会は、徐々に他の病棟にも浸透しました。しかし、感染対策をしながらのタブレット面会は、15分の面会時間であっても、準備や片付けなどで30分以上を要します。認知症や寝たきり、難聴、構音障害のある患者さんの場合、看護師はつきっきりになります。毎日ぎりぎりの看護師配置人数の中で行うタ

ブレット面会は、看護師の負担となってきました。

　また、最期の時間や意思決定などの大切な場面において、タブレット越しでは十分にお互いの思いが共有できない雰囲気があります。そのため、院内規約を作成し、主治医が許可した患者さんに対し、人数と時間に制限を設け、厳しい感染管理を行った上で対面の面会も始めました。

▼タブレット面会の院内マニュアル

一般病棟タブレット面会の流れ

　12月1日より各病棟にタブレットを配備し、タブレット面会を行うことになりました。看護師のみならず、主治医の先生方もタブレット面会の他、病状説明にも是非ご利用ください。

1. 入院時にキーパーソンへ入院係より案内用紙を渡す（FAX・郵送も可）

2. ご家族との日程調整
　❶ ご家族が病院の代表電話を通じ入院病棟へ電話し、時間設定（実施時間は病棟ごと）。
　　電話予約を受ける時間は、平日/土日とも14〜17時に統一。
　❷ 電話を受けた病棟スタッフが掲示板に記入し、日時の情報共有をする。
　❸ 当日までに設定についての説明希望の電話があった場合には、受けたスタッフが対応する。
　　複数人参加希望の場合は、ご家族の方でLINEグループを作成し、「永寿総合病院●●」を招待しておいてもらう。

3. 実施当日
　❶ 実施の際は、当日受け持ち看護師が主体となり対応し、必要に応じて主治医・科長・リーダー看護師が介助する（基本は開始時・終了時の設定のみで、実施中は見守りのみでも可）。
　❷ タブレット面会の時間は15分程度とする。

4. 面会終了後
　❶ 面会終了後は、必ずタブレットを拭き上げ返却。
　❷ メッセージを送られた際の返信や、面会以外の着信への応答はしない。
　❸ 退院時、登録・トークを削除する。
　❹ 登録名は、「患者名、続柄、家族名」に変更する。
　❺ 日勤始まり・日勤終わりに、日勤リーダーがタブレットを確認する。

＊ **スマートフォンやタブレットを持っていないご家族の場合**
　院内のiPadを利用し、なるべく平日16〜17時に面談室で行う。
　面談室は、使用後に環境消毒徹底！

永寿総合病院緩和ケア科作成のマニュアルを一部抜粋、改変

様々な行動制限により、患者さんのストレスも高まった

◉ 病室から出ることは原則禁止とした

感染を広げないため、入院患者さんが病室から出ることは禁止としました。コホーティング、ゾーニングがされた後も、すべての患者さんに病室内で過ごしてもらいました。

トイレや洗面台は必ず病室内のものを使用してもらい、検査など病室の外に出る時は必ずスタッフが付き添い、決められたルートを通って移動しました。

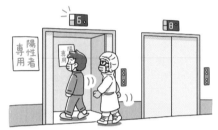

◉ 患者さんも強い不安、恐怖感を感じていた

院内感染が広がる中、看護スタッフも不安でしたが、疾患を抱えた入院患者としてクラスターの真っ只中に置かれた不安も大きかったはずです。

PPEを装着した看護師は顔もよくわからず、いつもの慣れ親しんだ看護師とは違います。家族とも医療者ともコミュニケーションを十分に取る時間もなく、テレビからは永寿総合病院の感染者数と死亡者数の情報が連日流れてきます。それは恐怖でしかなかったと思います。

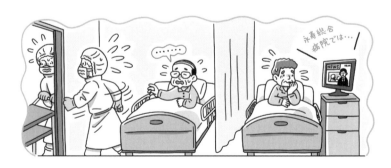

患者さんの不安、不満には耳を傾けるしかなかった…

　退院・転院ができない、病室から出られない、家族も面会に来れないという状況になっていく中で、患者さんのストレスが高まり、その思いが看護スタッフにぶつけられることもありました。

看護スタッフM
最初は怒鳴られたり、不満や不安、病院に対する怒りなど負の感情ばかりぶつけられてつらかったです。それでも患者さんの気持ちは痛いほどわかるので、ただただ話を聴くことを心掛けました。

看護スタッフN
私も同じです。それが毎日のように続くと、もう聴きたくない、私だってつらい、と思うようになってしまうんですよね。でも日が経つにつれて、「あなたたちも大変よね」「頑張ってね」と労いの言葉をかけてもらえるようになりました。

> 退院も延期され、行動も制限される中、患者さんの様々なストレスが一番身近にいる看護師にぶつけられたのかもしれません。でも徐々に患者さんも環境に適応し、毎日重装備で働く看護師を労う心の余裕もできてきたのだと思います。

患者さん自身の感染対策のレベルがアップした！

　行動制限や看護師からの声かけにより、思わぬ効果も生まれました。患者さん自身が感染対策のセルフケアができるようになったのです。多くの患者さんが、流水での手洗いだけでなく、アルコール手指消毒を使用した手指衛生や会話時のマスク着用などを進んで行ってくれるようになりました。それに伴い、看護師の感染対策に対する患者さんの眼も厳しくなりました。ガーグルベースンの洗い方がスタッフによって異なることなど、鋭い指摘もありました。

　患者さんからの指摘については、看護スタッフへの個人指導の他、感染カンファレンスで情報を共有し、解決策を立てて実施、その後病棟の定例会議などで評価をしています。

タブレット面会で
「伝わるもの」と「伝わりきらないもの」

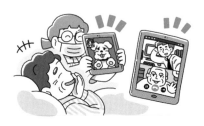

　ご家族の面会ができるようになるまでには、まだ長い時間がかかりそうです。対面で会うことはできなくても、せめて画面越しにお互いの顔を見てお話をしていただけたらと、当院ではクラウドファンディングによるご支援をいただき、タブレット面会を導入しました。

　タブレット面会を準備している時から嬉しそうな患者さんの様子、ご家族との話が弾みいきいきとした表情をみせる患者さんやご家族の様子を見ると、付き添っている看護師も嬉しくなります。でもプツリと通信を切った後の残念そうな顔や、「会いに来てよ」「コロナで行けないのよ」といった会話を聞くと、画面越しでの面会は、直接会うことの代わりにはなりえないと感じることもあります。

　タブレット面会ならではのコミュニケーションの取り方も難しいところです。

　ある患者さんが、軽い雰囲気で「看護師さんが怖い」と言うと、ご家族が「えっそうなの…大丈夫？」と、付き添いの看護師の存在を気にしながら心配そうに返事をしていることがありました。患者さんは、あわてて「冗談だよ！よくしてもらってる」と言い直しましたが、看護師もご家族の思わぬ反応に戸惑いました。対面でのやりとりであれば、このようなすれ違いは起こりにくいように思います。和やかな雰囲気のまま、ご家族も「わがまま言って困らせているんじゃないの？」などと笑って軽く返してくれたかもしれません。

　タブレット面会では、その場の空気のようなものが伝わりきらないことがあります。それがご家族の不安や医療者への不信感につながってしまう可能性もあり、対面とは違ったコミュニケーションスキルが求められているように思います。

血液内科の患者さんがくれた「花まる」

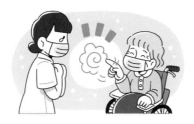

　3月下旬、当院の血液内科病棟では医師や看護師などに複数の陽性者が出たため、看護スタッフ全員が2週間の出勤停止となりました。血液内科病棟には高度に免疫機能が低下した高齢患者さんが多く入院しており、感染症の発生には最大限の対策が取られていました。しかし院内感染は、8階の無菌室にまで広がってしまっていたのです。

　血液内科には長期入院の患者さんも多く、看護師とのつながりは非常に強いものがありました。看護スタッフの"総入れ替え"によって「いつもの看護師がいない」状況は、治療中の患者さんに大きな不安を与えたように思います。

　看護スタッフも同じでした。出勤停止中も、患者さんたちがどうしているか、感染が広がることへの不安を常に抱えていました。

　血液内科の医師は、毎日、血液内科の看護科長に連絡を入れ、患者さんの状況を伝えました。その情報はメールなどで血液内科病棟の出勤停止中の看護スタッフとも共有されました。また、看護科長は出勤停止中の期間も、治療を進める上で看護の視点から気をつけること、病室の選択などについて医師から相談を受け、病棟で培ってきた看護を現場の医師や看護師に伝えました。このようにして医師と看護師が一緒になって患者さんの治療・ケアにあたることで、患者さんとともにこの時期を乗り越えました。

　一方で、救えなかった患者さんを思う時、今でも看護スタッフは涙を流します。もっとできることがなかったか、あの時こうしていれば…と悔やまれます。

　外来が再開した頃、血液内科に再入院してきた患者さんが、こう声をかけてくれました。「テレビを見て、あなたたちのことを心配していたの。あなたたちは花まるだよ」。

　私たち看護師は、厳しい状況の中で患者さんを支えようと闘ってきました。でも同時に、私たちも患者さんに支えられてきたのだと強く感じています。

Chapter

9

看護スタッフのケア
風評被害と差別、
出勤制限への対応

院内でのアウトブレイクの影響は、業務上だけにとどまりませんでした。
子どもを預かってもらえない、病院を受診できない、
マスコミの執拗な取材依頼や風評被害にも悩まされました。
出勤制限による給与減額の問題も切実でした。
私生活でも気が休まらず、心身のバランスを崩す看護スタッフも
少なくありませんでした。
新規の陽性者がゼロになった後も、その影響は長く続きました。

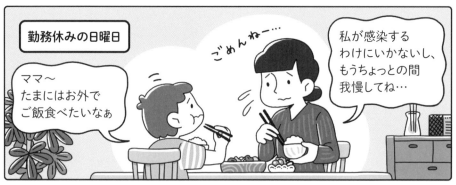

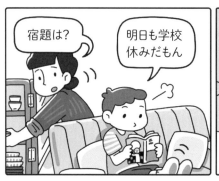

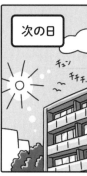

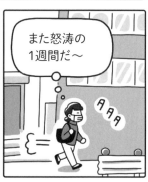

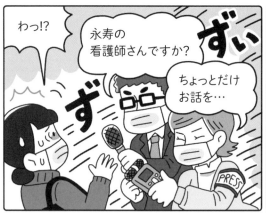

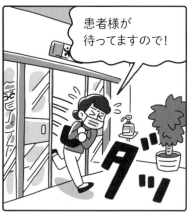

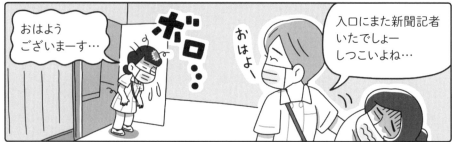

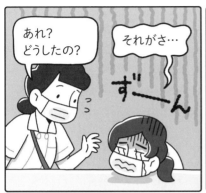

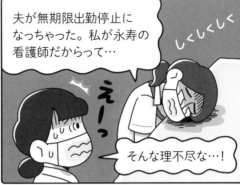

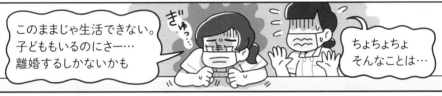

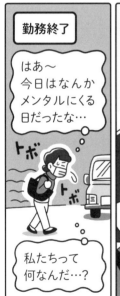

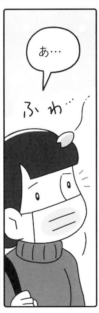

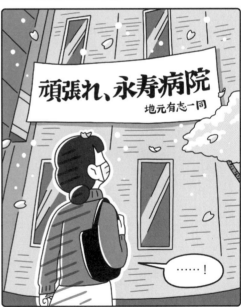

地元の有志の方々が掲げてくれた「頑張れ、永寿病院」の横断幕を見た時の感動は、今でも忘れられません。大変なこともたくさんありましたが、自分たちはここにいていいんだ、明日からまた、みんなで頑張ろう、と思いました。

家族の事情から、
出勤できない職員が増えた

🙂 子どもが登園・登校を拒否され、出勤できない！

　連日のように当院の院内感染についての報道が続き、病院職員に対する差別、風評被害、報道被害が広まっていきました。

　保育園から登園を断られたり、周囲のプレッシャーから子どもを預けられなかったりすることで、出勤できない職員も日を追うごとに増えていきました。

子どもの卒園式への参加を断られた医師
PCR検査が陰性であったことを伝えても、永寿総合病院の職員の子どもということで保育園への登園を断られました。休んでいる間に卒園式も終わっていました。卒園式については何の連絡もなかったのです…。

周囲からのプレッシャーで登園を諦めた看護スタッフ
LINEグループのメンバーで私が永寿総合病院で働いていることを知っているママから「当然、〇〇ちゃんは登園しないよね」とLINEがきました。「行きます」とは言えず、勤務を休むしかありませんでした。

小学校でのいじめが心配だった看護スタッフ
子どもの小学校の教員からは「永寿総合病院で働いていることを理由に登校を拒否することはない」と言われほっとしました。でも子どもがいじめにあうのではないかと不安になり、登校させていいのか悩みました。

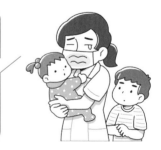
自分の子どもにうつされたくないという気持ちはわかります。でも、小さな子どもをもつ医療者は、子どもを預かってもらえなければ働くことができません。当院では、小さな子どもをもつ看護師の多くが退職せざるをえませんでした。医療従事者の「生活」を守る仕組み作りを社会全体で考えてほしいと切実に思います。

⑯ 家族の事情により出勤できず、退職する職員もいた

　出勤できなくなったのは、小さな子どもをもつ病院職員だけではありません。永寿総合病院での院内感染の状況が連日報道されたことで、その影響は本人だけでなく家族にも及びました。

家族が突然の出勤停止となった看護スタッフ
夫の勤務先からの要請によりPCR検査の陰性証明を出していました。でも3月末になって、夫が突然「明日からの出勤停止」を言い渡されました。出勤停止期間は未定、その間の給料保証についても未定。夫が職場復帰できたのは3か月後でした。

病院付き添いが認められず、退職した看護スタッフ
1か月に一度、某大学病院の外来で抗がん剤治療を受ける母親に付き添っていました。でも私が永寿総合病院に勤務しているとわかると「2週間仕事を休んで体調に変化がないことを確認してからでないと、付き添いは許可できない」と言われました。毎月2週間休みを取るのは無理です。退職するしかありませんでした…。

　他にも、当院に勤務しているということで、病院職員の日常生活は様々な場面で脅かされました。中には風評被害といえるようなものもありました。

- 自分の治療でかかっていた病院から、永寿総合病院に勤務しているなら2週間出勤停止してからでないと受診は受け付けないと言われた。
- ホームページの看護部紹介に掲載されている写真から個人を特定し、興味本位で連絡をしてくる人がいた（その後、写真は個人情報保護の観点から削除）。
- 病院職員が利用している歯科医院や美容室、ネイルサロンなどから、「○○さんがうちを利用しているが、PCR検査の結果を教えてほしい」という内容の電話が次々とかかってきた。

未知のウイルスですから、警戒する気持ちが強くなるのは仕方がないのかもしれません。でも、こうした周囲の対応から汚いもの扱いされているように感じ、傷ついた職員も少なくありませんでした。

感染リスクを減らすため、職員の日常生活にも制限がかかった

🔘 病院外でも自粛、自粛！

感染制御部からは、感染リスクを極力回避するため、「私生活における行動自粛についてのお知らせ」が配布されました。

- 集団となるような施設（スポーツジム、サウナ、イベント）の利用は禁止。
- 送別会、歓迎会などは自粛または延期。

この制限は、都内での感染の広がりがいったん落ち着いてからも継続されました。

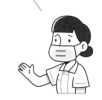

> 看護スタッフは私生活でも患者の安全を第一に考え、外出は必要最低限にとどめることを心掛けなければなりませんでした。

特に制限がかかったわけではありませんが、休みの日も外食はしない、人の多い場所に行かないという看護スタッフがほとんどでした。スポーツジムやヨガ、音楽教室を退会する看護スタッフも増えました。歓送迎会も自粛、退職する職員へは贈り物を渡すだけの部署が多かったようです。

🔘 自宅に帰れず、ホテル住まいとなった看護スタッフも

看護スタッフの中には、同居する親が高齢、家族に持病がある人がいる、子どもに感染させる危険性がある、といった理由から、自宅に帰らずホテルに滞在する人が増えました。

数名の看護科長は連日の激務で通勤時間がもったいないと、ホテルに滞在していました。

いくつかのホテルがクラウドファンディングで資金を調達し、医療従事者には無料で部屋を提供してくれました。利用していたスタッフはとても助かったそうです。

> 病院スタッフへ支援金を支給しようとクラウドファンディングを立ち上げてくれたOB医師もいました。みんなに支えられていると実感でき、職員にとって大きな励みと活力になりました。

給与の保証や勤務体制が、状況に応じて変更された

🎏 特別休日の付与や、給与の保証がされた

　子どもや家族の事情などから働きたいのに働けない、有給休暇が足りなくなる看護スタッフが増えました。そこで当院では、次のような対応がされました。

- 公休の他に、1か月あたり上限14日の特別休日を付与（4、5月のみ）
- 新型コロナ感染症関連の事情で出勤できない病院職員に対しては給与を全額保証（5月まで）

> 給与の保証や手当の支給については、できるだけ早く対応を決め実行することが重要だと思います。そうすることで病院はスタッフを大切にしている、きちんと考えていることが伝わり、離職防止にもつながるのではないでしょうか。

🎏 PPEの不足などから、出勤制限がされた

　4月頃までは潤沢にあったPPEも、日を追うごとに減りつつありました。必要な部署に必要数が届くように、PPEの節約が課題となりました。出勤者が増えればその分PPEを消費します。そのため必要最低限の人数で勤務を行うことになり、出勤制限が開始されました。

　5月までは出勤制限のために休んでも給与は全額支給されましたが、6月以降は出勤制限で休んだ日は60％の支給となりました。

　給与が減ると、あちこちから不満が出てきます。病棟勤務の看護師と他部署への出向チームの看護師の出勤制限の回数に差が出てきたこともその一因でした。病棟勤務の制限が平均月3日であったのに対し、出向チームは平均9日程度あったため、出向チームからは不満の声が上がりました（給与が下がり、生活ができないと退職した看護スタッフもいました）。もともと業務内容が違うこと、出向チームは多職種がいる部署で業務をしており、他の職種も9日程度の出勤制限をかけられていたため、出向先に合わせてもらうしかありませんでした。

自宅への訪問、突然の取材申し込みなど、マスコミ対応に悩まされた

😈 マスコミ対応として、緘口令が出された

　5月に発行された週刊誌に、当院で起きた院内感染について事実とは異なる内容が掲載され、病院から緘口令が出されました。この時点で病院が正式にマスコミの取材を受けた事実がなかったので、内情をよく知らない内部関係者のリークの可能性も疑われました。

　新聞や雑誌、テレビなどの取材は一切受けないようにと言われていましたが、病院には連日のようにマスコミ関係者が訪れました。

病院前で毎日待ち構えている！
病院前には新聞や雑誌、テレビ局の記者を名乗る人が毎日待ち構えていて、病院から出てきた職員に取材協力の依頼と名刺が入った封筒を渡していました。これは長期にわたり続きました。

突然、取材を申し込んでくる！
どのように調べたのかわかりませんが、自宅に突然記者が訪ねてきました。SNSで取材の申し込みをされた職員もいます。いたずらなのか本物の記者なのかは不明です。

　当院では、個人に対して取材の申し込みやマスコミからの接触などがあった場合は、必ず科長に報告することにしていました。毎朝行われる科長ミーティングで情報を共有し、悪質なケースなど相手に申し入れが必要な件は上層部に上げ、対応を検討しました。

マスコミ対応をする部署または人を決めておくことが大切です。マスコミ関係者に付きまとわれた時には「一切お答えできません。〇〇部（△△課□□）が担当になっておりますので、そちらにお問い合わせください」と言えるとようにしておくといいと思います。

看護スタッフのメンタルケアが必要となった

ⓒ 風評被害や院内差別など、メンタルにも大きな負担がかかった

　院内のコホーティングが終了し、状況が落ち着いてくると、「院内差別」のようなものが出始めました。PPEが不足しそうな状況になった時、院内の掲示板に「〇〇科のスタッフは防護服を着る必要があるのか？　それなら病棟に回してほしい」という書き込みがあったり、「クラスターが発生したのは〇〇科のせいだから謝罪してほしい」「〇〇病棟が広めたよね」という発言もあり、深く傷つけられた看護スタッフもいました。

　緊張を強いられる業務に風評被害、院内差別などが重なり、心に大きな傷を負ってしまい、休職したスタッフもいました。

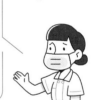

連日のように「永寿総合病院での感染者数は〇〇人」「最大規模のクラスターが発生した永寿総合病院」と報道され、多くの職員が心を傷めていました。せめて職員同士だけは相手を責めたり、追い詰めるような言動は慎んでほしいと思いました。

ⓒ メンタルヘルスサポートチームを立ち上げた

　当院では院内感染が広がり始めた頃から、神経内科医、精神科医、臨床心理士、小児科医などが中心となって職員のためのメンタルヘルスサポートチーム「オリーブ」を立ち上げました。

　定期的に精神状態を評価するためのアンケートを実施し、不調を訴える職員のカウンセリングを行い、必要であれば受診につなげるなど精神面のサポートを行っています。

　院内感染が収束した後、それまで気力だけで頑張っていたような看護スタッフたちの中には、バーンアウトしてしまったり、医療機関で

働くことに不安を感じる人が少なくありませんでした。そのため、現在も「オリーブ」は活動を継続しています。

🎧 音楽、映像などの力も借りた

　メンタルサポートの一環として、病棟の廊下で音楽（ヒーリングミュージックなど）を小さな音で流したり、職員食堂のテレビで自然の風景や応援メッセージを上映するなどの試みも取り入れました。職員からはおおむね好評で、励みにもなり、癒しの効果もあったようです。

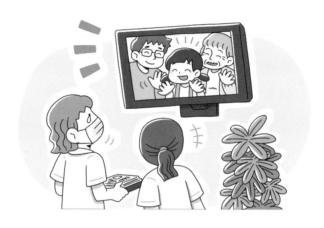

何によって気持ちが癒されるか、元気が出るかは個人やその時の状況により異なります。でもこのような異常事態の中で「誰かが自分たちのために、何かをしてくれている」と気づいた時、私たちは素直に嬉しいと感じることができました。

アウトブレイク後も、
職員のメンタルヘルスを守る活動を

　当院ではクラスター発生が明らかになってすぐに、メンタルヘルスサポートチームを立ち上げました。クラスター発生による院内の混乱は、突然日常生活の安心感を喪失するという意味で災害時と同様であり、心理的なトラウマを職員に残すリスクがあると考えたためです。

　活動は4月から開始されました。メンバーは、神経内科医、精神科医、看護部長、臨床心理士、人事担当者、小児科医（筆者）で、名称は「職員のためのメンタルヘルスサポートチーム オリーブ」としました。

　相談窓口のアナウンスをすると、すぐに相談ケースが上がってきました。多くの職員が風評被害に傷ついている様子が伺われました。さらに、自宅待機となった60名以上の職員は、院内の情報を得ることができない上、同僚が大変な状況の中で出勤できないことへの罪悪感が深いこともわかってきました。

　院内で新たな感染者が出なくなってからも、職員の強い緊張と負担感は続きました。院内感染でなくても感染することは許されないというプレッシャー、そして病院の経営悪化が、経営陣や職員同士への不信感につながりました。院内の不満や不信感が表面化したのは、職員食堂前の壁に展開した自由記載型質問コーナーです。情報交換を目的に設置したものですが、様々な強い言葉を職員同士がぶつけ合う場となってしまいました。そこには、負の感情や不安、怒りや疲労感が破れ出したような激しさがありました。

　職員のメンタルヘルスを支える活動は、アウトブレイクなどの"災害発生時"だけに必要なものではありません。職員の数が3分の2までに減少する中、病棟の再編成、発熱外来の開始など、院内の環境変化が休みなく続く状態は、いわば災害が継続している状況です。バーンアウト寸前の職員も少なくありません。使命感だけではもたないのです。

　オリーブは現在も、試行錯誤しながら活動を続けています。勤務時間内に立ち寄って話せる"オリーブの部屋"（守秘義務が約束された無料カウンセリング）、院内グループミーティングの開催、病院内ラウンドなどの活動を通し、ひたすら職員の心に耳を澄まし続けています。

〔小児科（精神保健）田中祐子〕

おわりに

　本書の企画の話を出版社からいただいたのは、新型コロナウイルス感染症の第1波が収束し、第2波が来るかもしれないと危惧されている頃でした。

　私たちのアウトブレイクの経験を伝え、社会に役立ててもらえたら…、そう考えた時、本の読者として浮かんだのは、中小規模の病院や施設、在宅医療・看護に関わる方たちでした。多くの大規模病院では感染対策が確立・整備されていますが、中小規模の病院や施設、在宅看護の現場などでは、未知の感染症にどのように対応したらよいのか、悩んでいる人が多いのではないかと考えたからです。

　感染対策のマニュアル本は、数多く出版されています。そして新型コロナウイルス感染症への対応策は常に変化するため、活字にしてもすぐに情報が古くなってしまいます。

　私たちにできるのは、当院のアウトブレイク発生から感染収束までの期間、何が起きたか、どのような対応をしてきたかを伝えること、そして読者の皆様と経験を共有し、その中から対策として参考になるものがあれば取り入れてもらうことであると考えました。

　本書は、私たちがどのように新型コロナウイルス感染症と闘ってきたかの記録です。しかしその内容は、感染対策だけにとどまりません。この局面を乗り越えるために、いかに職員同士が協力してきたか、多くの方たちからの支援がどれだけ私たちの心の支えになったかも含めて記載しています。いわゆるマニュアルでは表現できない、これらの経験が読者の皆様に伝わり、感染症との長い闘いを一緒に乗り越える力にしていただけたら、望外の喜びです。

　最後に、一緒にこの危機を乗り越えてくれた永寿総合病院の看護スタッフ、病院職員1人ひとりに、心から感謝いたします。

高野ひろみ

索引